答"胰"解惑

专家

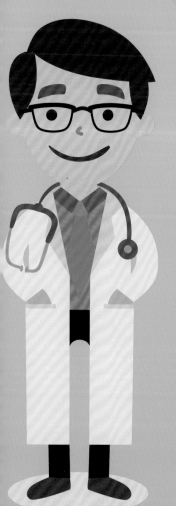

主　编　杜　娟　刘宝瑞

编　者（按姓氏拼音排序）

常小峰　程　浩　仇　鑫　仇毓东　戴望舒

丁乃清　龚小岭　顾祺润　顾　庆　黎　琪

李爱梅　李　刚　卢畅畅　毛　谅　彭春艳

沙慧子　沈珊珊　时　湛　唐　敏　同　帆

万　茜　王　雷　王俏丽　王　琴　王淑安

张　雯　朱琳熙　朱雅慧

江苏凤凰科学技术出版社·南京

作者简介

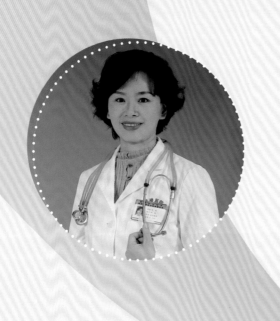

杜 娟

主任医师，医学博士，硕士生导师

南京大学医学院附属鼓楼医院肿瘤中心　胰胆肿瘤亚专科组长

中国生物医学工程学会肿瘤靶向治疗技术分会委员

中国研究型医院学会生物治疗学专业委员会委员

中国抗癌协会精准治疗专业委员会委员

中国抗癌协会期刊出版专业委员会委员

江苏省免疫学会肿瘤免疫分会常务委员

江苏省医师协会肿瘤化疗与生物治疗医师分会委员

主要研究方向：生物标志指导下消化道恶性肿瘤个体化免疫治疗及与放化疗联合的综合治疗

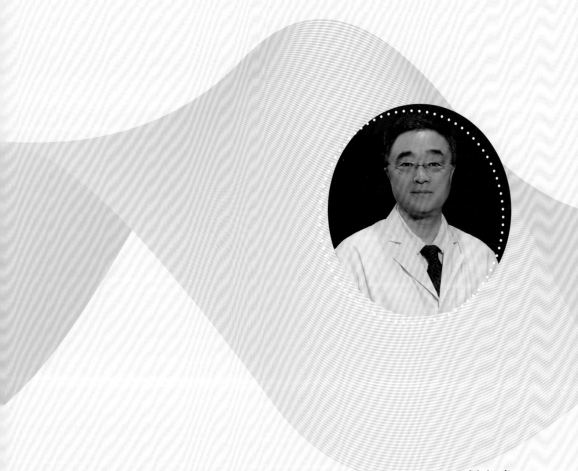

刘宝瑞

主任医师，教授，博士生导师

南京大学医学院附属鼓楼医院肿瘤中心主任、免疫治疗中心主任

南京大学临床肿瘤研究所所长

中国抗癌协会整合肿瘤学分会主任委员

中国临床肿瘤学会胃癌专家委员会副主任委员

中华医学会肿瘤学分会肿瘤内科学组副组长

江苏省医学会肿瘤化疗与生物治疗分会主任委员

江苏省医师协会肿瘤化疗与生物治疗医师分会候任主任委员

享受国务院特殊津贴、中国医师奖获得者、江苏省突出贡献专家

主要研究方向：疑难性肿瘤的个体化药物治疗，个体化靶向免疫治疗

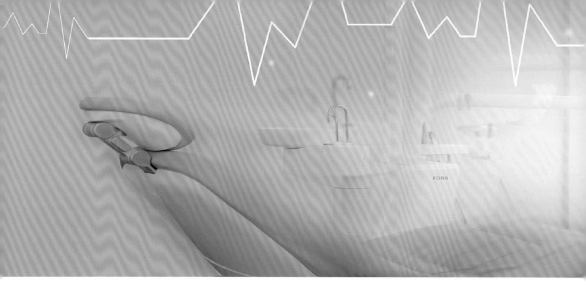

序

随着人类生活水平的提高，平均寿命的延长，肿瘤已成为常见病、高发病。我国人口众多，健康教育的普及不够深入，人们对肿瘤疾病往往缺乏正确的防治意识，时常见到一旦生病，或病急乱投医，或自暴自弃，或讳疾忌医，或迷信民间偏方和保健品，而对正规医院的系统性诊治这一最有可能获益的治疗途径却有抵触怀疑，延误诊治，让人扼腕叹息。

最近几年，随着科学技术的飞速发展，肿瘤的诊治日新月异，出现了很多新的药物，产生了很多新的治疗理念。作为长期从事肿瘤诊疗工作的医生，无论是在门诊还是在病房查房，医生都要花费大量的时间为患者及家属解答"十万个为什么"，各种常见的疑问是有共性的。让大家掌握科学的防治理念是我们医生很想做的事，医生也很愿意将现代医学的基本常识和肿瘤诊疗成果完整地告诉他们，让患者树立信心，科学治疗，

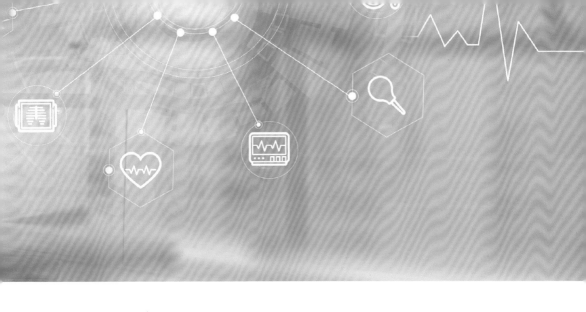

少走弯路。看到患者和家属的那一双双渴望求知的眼睛，我们萌发了写科普书的想法。

　　撰写本书的作者都是长期工作在临床一线的医生，来自肿瘤科、外科、消化科、放疗科、中医科、营养科、影像科、病理科、核医学科等。他们为了帮助癌症患者普及医学知识，在繁忙的临床科研教学工作之余挤出时间撰写文稿。本书从胰腺癌的发病特点、病理特征、诊断手段、治疗方案的选择等各个方面全面讲述了临床常见的问题，还专门介绍了胰腺癌的中医药治疗特点，以及如何进行科学的饮食营养和运动调理。

　　本书可供患者、家属、医学生以及医务人员等参考，希望这本书能够给读者提供更多的帮助，让我们共同努力，一起战胜病魔。本书中若有不足之处，请广大读者给予指正。

刘宝瑞

写于南京鼓楼医院

2022 年 10 月

前言

　　随着人们生活水平的提高和人口老龄化的日益加重，胰腺癌的发病率和死亡率均在逐年增高。和其他肿瘤相比，胰腺癌的发病率不高，但是死亡率高，因此被冠为"癌中之王"。本来人们就谈癌色变，一看到胰腺癌就更加恐惧了。

　　胰腺癌确实很难治，但是不代表不能治。随着现代科学与医学研究的进步，越来越多的新药被研发出来，有越来越多的新型治疗技术可供选择，我们相信科学规范的治疗一定能让治疗效果越来越好。

　　肿瘤科医生每天都会面对来自患者及家属的各种疑问，如：哪些人容易得胰腺癌？如何预防胰腺癌？胰腺上的肿块一定是癌吗？得了胰腺癌先手术还是先化疗呢？胰腺癌的放疗、化疗有哪些副作用呢？治疗胰腺癌期间可以吃中药吗？怎样食补呢？可以运动锻炼吗？……这些问题反映老百姓对胰腺癌诊治认识的不足，同时也具有很

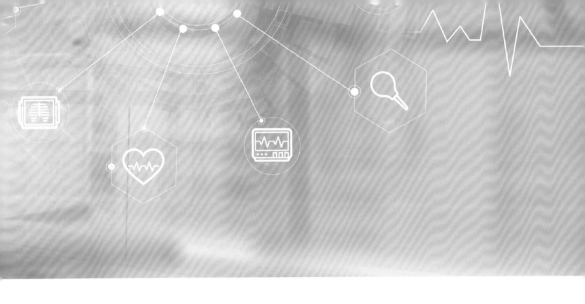

多共性。

    临床工作本来就很忙碌的医生难以一一详细地回答这些患者及家属殷切关注的问题。有些患者及家属还会病急乱投医，在网上搜索，听亲朋好友的建议，很可能因此得到了不科学的答案，甚至选择了错误的诊治方法，延误了病情。因此，我们决定编写一本胰腺癌的科普书来系统地给大家讲述胰腺癌的相关知识，回答患者和家属的各种问题，让大家科学地认识并了解胰腺癌的诊治，少走弯路。

    我们把患者及家属常见的、关心的、困惑的问题系统性地归类和总结，结合一线肿瘤专科医生与护士的临床经验，把全书分为基础知识、检查与诊断、临床治疗、康复治疗四大部分，把对应的问题一一分析，给大家一个清晰明确的答案。

    期望本书的出版可以帮助大家对胰腺癌建立正确全面的认识、做出科学合理的预防、进行规范准确的诊治、实现良好快速的康复。

2022 年 10 月

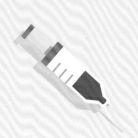
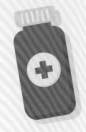

目

录

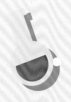
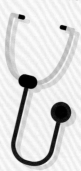

第二部分　检查与诊断

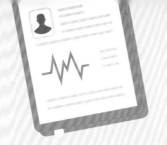
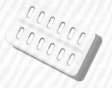

第三部分 临床治疗

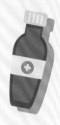

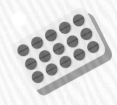

第四部分　康复治疗

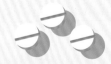

附录

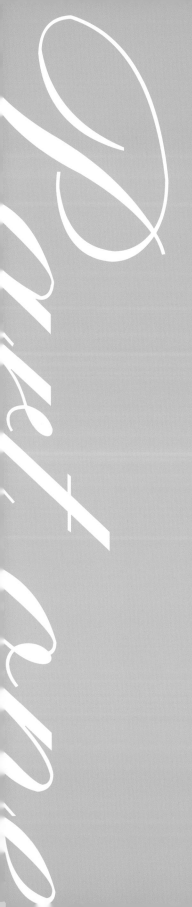

第一部分　基础知识

一、胰腺生长在什么部位，它有哪些功能?

（一）胰腺的特殊位置

胰腺是一个外形似鳄鱼的扁平器官，长 12~20cm，宽 3~4cm，厚 1.5~2.5cm，重 70~120g。胰腺分为胰头、胰颈、胰体、胰尾四部分，这四个部分在解剖学上没有明显的界限区分。在形态上胰头部稍宽稍厚，胰体和胰尾窄而细长。胰腺位于上腹部的深处，隐藏于腹膜之后，后方紧贴于脊柱，前方大部分被胃遮挡。因为胰腺位置隐蔽，常规的 B 超检查以及 CT 平扫往往难以发现胰腺病灶，故早期的胰腺癌常常难以发现，绝大多数病人在诊断时已经是晚期，这也严重地影响了胰腺癌的早期治疗和预后转归。胰腺虽然体形小巧且外表含蓄内敛，但它的位置和功能至关重要。

胰腺的解剖学位置处于右上腹，在胃和腹膜后面约第一腰椎椎体水平处，其右侧端被十二指肠所环抱，胰颈上方为十二指肠上部和幽门。胰体

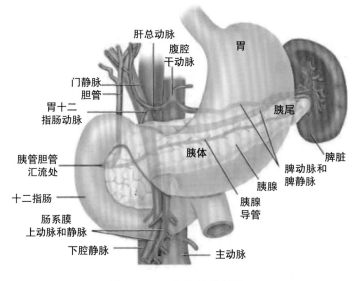

图 1-1-1　胰腺的解剖图

较长，为胰的中间大部分，其前面与胃后壁相邻，后面与左肾和左肾上腺等相接。胰尾为胰体向左逐渐移行变细的部分，与脾门相邻。由此可见，胰腺所处的位置是人体的交通要道，毗邻诸多重要脏器和血管，而且胰腺周围神经和血管也异常丰富，这对于胰腺肿瘤的外科手术治疗是巨大的挑战。

（二）胰腺的功能

胰腺有两方面的功能，一个是外分泌的功能，一个是内分泌的功能。

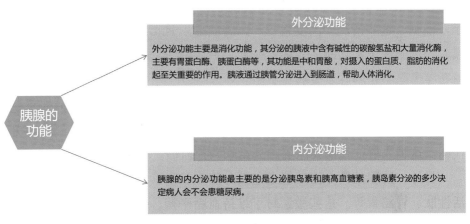

外分泌功能

外分泌功能主要是消化功能，其分泌的胰液中含有碱性的碳酸氢盐和大量消化酶，主要有胃蛋白酶、胰蛋白酶等，其功能是中和胃酸，对摄入的蛋白质、脂肪的消化起至关重要的作用。胰液通过胰管分泌进入到肠道，帮助人体消化。

胰腺的功能

内分泌功能

胰腺的内分泌功能最主要的是分泌胰岛素和胰高血糖素，胰岛素分泌的多少决定病人会不会患糖尿病。

图 1-1-2 胰腺的功能

（1）**胰腺的外分泌功能主要就是胰腺的消化功能**：胰腺是人体第二大消化器官（仅次于肝脏），其分泌的胰液中含有碱性的碳酸氢盐和大量的消化酶，主要有胃蛋白酶、胰蛋白酶、糜蛋白酶等，其功能是中和胃酸，对摄入的蛋白质、脂肪的消化起至关重要的作用。胰液通过胰管分泌进入肠道，帮助人体消化。

如果没有胰腺的外分泌功能，很多吃进去的蛋白质、脂肪就没有办法消化，会造成严重腹泻，长此以往就会导致营养不良、消瘦等情况。对于胰腺癌术后的病人来说，特别是胰腺全切的病人，手术后身体创伤非常大，失去了胰腺的外分泌功能后往往会出现严重消化功能不良，进食后立即就会腹泻。对于这些病人来说，不仅要少吃多餐，减轻胃肠道的负担，而且需要外源口服补充胰酶来维持消化系统功能的健全。对于胰腺部分切除的病人，可以通过饮食调整或口服补充胰酶来缓解消化不良的状况，部分病人会逐渐耐受，腹泻情况也会逐渐好转。

（2）**胰腺的内分泌功能最主要的是分泌胰岛素和胰高血糖素：**胰岛素分泌的多少决定患者会不会患糖尿病。正常人饮食后，需要胰岛素来帮助机体对体内的葡萄糖进行代谢和储存。如果因胰腺疾病导致胰岛素分泌不足，就会造成糖尿病。

当一段时间内血糖持续升高（初发糖尿病），或糖尿病患者突然血糖难以控制，这些情况要高度警惕。因为胰腺一旦出现问题，会直接影响到胰腺内分泌的正常功能，引发高血糖。在排除家族史和肥胖这两个原因后，就要考虑是不是胰腺发生病变了。

对于胰腺癌术后的病人来说，最常见的并发症就是糖尿病。胰岛素参与人体血糖调节，胰腺被切除后胰腺内分泌功能被严重破坏，影响血糖的代谢。这类人群往往需要注射胰岛素来调控血糖。

另外，胰腺的内分泌功能还包括分泌生长激素释放抑制激素、肠血管活性肽、胃泌素等。这些激素对于维持血糖平衡，促进胃酸分泌等具有重要的作用。

二、什么样的人容易得胰腺癌？
会遗传吗？会传染吗？

胰腺癌作为恶性程度最高的消化道肿瘤之一，其发病率和死亡率在国内外都呈快速上升趋势，且逐渐年轻化。2021年统计数据显示，在美国所有恶性肿瘤中，胰腺癌新发病例男性居第10位，女性居第9位，占恶性肿瘤相关死亡率的第4位。中国国家癌症中心2017年统计数据显示，胰腺癌在我国恶性肿瘤发病中居男性的第7位，居女性的第11位，占恶性肿瘤相关死亡率的第6位。那么，什么样的人容易得胰腺癌呢？目前，胰腺癌发生的具体原因和机制尚未完全清楚。根据各项数据统计，专家认为，胰腺癌发病主要是不良的生活方式、职业环境、疾病史、家族遗传等多因素相互作用的结果。

（一）易患胰腺癌的六大人群

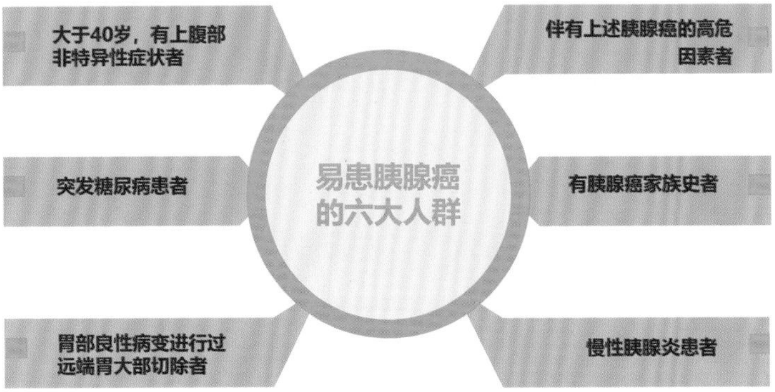

图1-2-1　易患胰腺癌的六大人群

（二）胰腺癌发生相关的不良习惯和职业环境因素

（1）吸烟： 众所周知，吸烟是各种癌症发生的诱因之一。除了普遍熟知的肺癌以外，吸烟与胰腺癌之间也有十分密切的联系，并且被认为是胰腺癌发生最危险的诱因之一。胰腺癌发生的风险随着每天吸烟数量的增加而增大。有关研究数据表明，吸烟者发生胰腺癌的概率约为不吸烟者的2倍。除了自身吸烟外，被动吸入的二手烟同样会提高患胰腺癌的风险。2012年欧洲一项对癌症的前瞻性研究（EPIC）表明，每天抽5根烟就会增加罹患胰腺癌的风险，同样被动吸烟也会增加50%的患癌风险，而戒烟五年就可以使风险降低到从不吸烟的水平。因此，为了自己及身边人的健康，远离吸烟，远离癌症。

（2）酗酒：你可能听过"喝酒伤肝""喝酒伤肾"，事实上，喝酒也"伤胰"，饮酒被认为是胰腺癌发病相关的第四高危因素。研究发现，大量饮酒（每天≥4杯）与胰腺癌发病风险增高显著相关。对于烈性酒，只要每天摄入超过60g，发病风险就会提高。吸烟和饮酒对于胰腺癌发生的作用是相互促进的。多项研究数据分析得出，同时具有吸烟酗酒嗜好的人罹患胰腺癌的风险是无此嗜好的人的2倍以上。所以，酒虽好喝，切忌贪杯。

（3）饮食习惯：胰腺是消化系统的一部分，因此合理的饮食习惯对于胰腺保护十分重要。数据分析显示，高摄入红肉会使患胰腺癌的风险增加48%，而摄入蔬菜和水果则分别将风险降低38%和29%。长期食用含亚硝酸盐丰富的食物如腌制品和高温加工的食品如烧烤等，也会增加患病风险。所以，合理健康的饮食习惯是良好身体素质的基础。

（4）肥胖：肥胖与多种癌症的发生风险增高有关，其中也包括胰腺癌。美国癌症协会（ACR）的一项研究发现，与正常体重指数（BMI：18.5~24.9kg/m^2）的人相比，（BMI ≥ 30kg/m^2）肥胖者的胰腺癌发生风险为其2倍多。另有数据分析发现，早期成年阶段超重（BMI：25.0~29.9kg/m^2）的人或肥胖（BMI ≥ 30kg/m^2）的人有更高的胰腺癌发生风险。此外，缺乏运动可能导致脂肪堆积，而这也是胰腺癌的危险因素。因此，生命在于运动，保持良好身材，远离各种癌症。

（5）接触史：因职业暴露而患胰腺癌的人在人群中所占的比例约为12%，其中，一项研究对来自161个人群的92项数据进行了分析，探讨职业暴露因素与胰腺癌的关系，结果发现，镍和含镍化合物与胰腺癌的关系最密切，这可能与其高浓度的多氯联苯相关，后者为癌症风险增高的相关因素。所以，因不可避免原因而需要长期接触暴露于相关环境的人群，应做好防护，定期检查，时刻预防。

（三）胰腺癌发生相关的疾病史、家族史、遗传因素

（1）**性别与年龄**：相比于女性，男性胰腺癌的发病率更高。2018 年全球癌症统计：在全球范围内，胰腺癌在男性中的发病率为 5.5/10 万，在女性中为 4.0/10 万，这可能与男性吸烟酗酒的比例较高有关。近几年，随着女性吸烟比例的增加，女性患病率也在不断上升。目前，胰腺癌的患病人群仍以老年人为主，大多数患者年龄超过 50 岁，随年龄增大，患癌风险也增加，其中 60 ～ 80 岁为患病的高峰。近年来随着不良生活习惯的扩散，患病人群也在逐渐年轻化。所以，虽然性别与年龄是不可改变的因素，但改善其他可改变因素是降低患病风险的重要方式。

（2）**疾病史**：糖尿病与胰腺癌的发病风险增加有一定的关系，1 型和 2 型糖尿病均使胰腺癌的发病率加倍，尤其是在糖尿病确诊早期，胰腺癌的发生风险较高。此外，还有研究认为胰腺炎、幽门螺杆菌感染及其他恶性肿瘤病史等都与胰腺癌患病率增高存在一定的联系。

（3）**家族史**：估计 5%~10% 的胰腺癌患者有胰腺癌的家族史。家族性胰腺癌主要定义为家庭中至少有两个直系血亲患有胰腺癌。直系血亲具有家族性胰腺癌的人胰腺癌发生率可达到普通人的 9 倍，当至少有三个直系血亲患病时，其发病风险可增加至 32 倍。而且，有证据表明，有年轻患者（小于 50 岁）家族性胰腺癌病史的人群发病风险更高。

（4）**遗传因素**：胰腺癌虽不属于典型的遗传病，但也具有一定的遗传性。目前的研究发现，大约 10% 的胰腺癌患者具有某些遗传易感性，主要表现为基因的改变。其中，BRCA 基因突变占遗传相关因素最高，也与家族性胰腺癌的发生相关。此外，PALB2、KRAS、P53、SMAD4 等基因也被认为是与胰腺癌风险增高相关的遗传性突变基因。如果胰腺癌患者存在上述基因的突变，则其直系血亲也应尽早进行基因检测，做到早期预防，

降低发病风险。

表 1-2-1　胰腺癌的遗传因素

综合症	基因	胰腺癌评估风险	与普通人群患病风险比较（倍）
Peulz-Jeghers 综合征	*STKII*	11%~36%（至 65~70 岁）	132 倍
家族性胰腺炎	*PRSSI、SPINKI、CFTR*	40%~53%（至 70~75 岁）	26~87 倍
黑色素瘤 - 胰腺癌综合征	*CDKN2A*	14%~17%（至 70 岁）	20~47 倍
林奇综合征	*MLHI、MSH2（MSH6）*	4%（至 70 岁）	9~11 倍
遗传性乳腺癌 / 卵巢癌综合征	*BRCAI、BRCA2*	1.4%~1.5%（女性，至 70 岁） 2.1%~4.1%（男性，至 70 岁）	2.4~6.0 倍

（四）胰腺癌会传染吗？

　　很多患者及家属常会问一个问题：得了胰腺癌会传染周围的亲人吗？其实，恶性肿瘤本身是不会传染的。有些恶性肿瘤的发生是跟病毒或者微生物相关的，比如原发性肝癌、宫颈癌等，这些疾病因为病毒可能发生传染，但也只会导致炎症，肿瘤是不传染的。目前的医学研究分析表明，癌症都是不会传染的。人们曾做过这样的实验，把有癌症的动物和健康动物放在一起，通过相当长时间的观察，没有发现有直接传染现象，因此胰腺癌也不会发生传染。

　　综上所述，胰腺癌的发病风险因人而异，因环境而异。自身养成良好健康的生活习惯，定期进行体检，提高个人健康意识，做好自身防护，就能在一定程度上降低胰腺癌的患病风险。

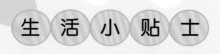

生 活 小 贴 士

　　（1）戒烟、戒酒、保持合理健康的饮食习惯、避免过度肥胖。

　　（2）近期出现新发糖尿病或者血糖控制不佳的糖尿病患者要注意胰腺的影像学检查。

　　（3）有胰腺肿瘤家族遗传病史的人群要提高警惕，定期进行体格检查。早发现早治疗才能得到更好的效果。

三、胰腺癌的症状有哪些?

由于胰腺的位置比较隐蔽，藏在胃和十二指肠的后方，所以胰腺癌相较于其他癌症起病更加隐匿。胰腺癌症状不具有典型性，容易被当成"胃病"从而延误了确诊时间。70%~80% 的胰腺癌确诊的时候已经是晚期并失去了手术的机会，平均 5 年生存率不到 10%。如果能够早期发现并进行根治性手术切除，长期生存的概率将会大大增高。既往统计报道，早期做过根治性手术的胰腺癌患者的 5 年生存率可以超过 30%。因此胰腺肿瘤病变的早期症状更值得我们提高警惕，这些蛛丝马迹可能是胰腺癌患者的救命稻草，也是做到"早发现，早诊断，早治疗"的基础。下面我们谈一谈哪些症状是胰腺癌患者的可能预示。

（一）胰腺癌的典型症状

（1）上腹部不适、腹部疼痛或者腰背部疼痛不适："上腹部不适或腹部疼痛"并不是一个特异性的症状，这种症状太常见了。很多的消化系统疾病，例如胃肠炎、胃十二指肠溃疡、胆囊炎、胆结石或者是胰腺炎都会表现出腹部不适或腹痛的症状，并且这些疾病较癌症都更加常见。所以在感觉到腹部不适或者腹痛的时候，大多数人的第一反应可能都是"我得了胃病"。有的患者会选择去药店或者诊所开一些"胃药"，并且在吃了药后好像症状缓解了就不去做胰腺癌相关的检查。这种麻痹大意往往会延误疾病的诊断，导致早期胰腺癌的漏诊。

当腹部不适的症状在长期服用"胃药"后无法缓解时，有些病人会选择去消化内科或者普内科就诊，经过系统的检查后发现胰腺的问题再转到外科或肿瘤科治疗，在此期间已经耽误很长的治疗时间，很可能错过最佳手术时机。还有一些患者会因为经济或其他原因选择默默忍受，导致疾病快速进展，等到症状很严重了才会到医院就诊，这时早已没有了手术根治的机会。

并不是出现"上腹部不适或腹部疼痛"就一定要怀疑胰腺癌或者其他消化系统癌症。"胃病"也会导致上腹痛，这类上腹痛一般与饮食有一定关系，饮酒、吃辛辣刺激性食物后往往会加重。如果上腹痛是由"胃病"导致，那么抑酸类胃药基本能缓解症状，减轻疼痛。然而，胰腺癌导致的上腹痛不但用胃药无效，而且呈持续性特征，基本没有明显缓解，用一般的解痉止痛剂收效甚微，通常须用麻醉类药物。胰腺癌的腹痛还与体位有关，仰卧与脊柱伸展时疼痛加剧，夜间平卧常使患者辗转不眠，而蹲下、前倾坐位、蜷膝侧卧位可使腹痛减轻。对于符合以上描述的上腹部不适或腹部疼痛要提高警惕。

有些胰腺肿瘤还会引起腰背部的疼痛不适，这和肿瘤的位置有关。当胰腺肿瘤延腹主动脉向后生长，侵犯旁边的淋巴结区域，压迫了周围的腹腔神经丛时，就会导致腰背部的疼痛。这些患者可能会去骨科或者疼痛科就诊，按腰椎间盘突出、腰肌劳损等疾病治疗，等到治疗效果差、疾病进展时才想到查腹部彩超或者 CT，因此延误了确诊时间。

（2）消瘦、乏力、食欲减退：体重减轻是所有进展期恶性肿瘤患者都会有的一个特征性表现。如果一个人在吃好、喝好、休息好的情况下一个月体重下降超过十分之一，就要高度警惕恶性肿瘤的发生。消瘦并非胰腺癌的特异性表现，但胰腺癌患者的体重下降往往更为突出，一个月体重可能下降十千克甚至更多，同时会伴有乏力，衰弱，食欲减退等症状。另外糖尿病也会导致病人的消瘦，所以同时伴有糖尿病的胰腺癌患者容易忽视这一症状。对于既往有糖尿病病史的人来说，如果近期突然出现血糖波动，难以调控，这也是一个非常危险的信号，要警惕胰腺癌的发生。对于新确诊糖尿病的患者也应该做一个胰腺部位的影像学检查，排除胰腺的实质性占位病变。有研究表明，糖尿病和胰腺癌是密切相关的，合并有糖尿病的肿瘤患者往往预后较差。

随着社会的发展和饮食习惯的改变，很多人会觉得一日三餐都不香了，甜点和饮料反而成了人们的最爱，这也使癌症变得更加隐匿，病人往往把食欲的减退归结于饭菜不好吃，甚至很多肥胖的人群在发现进食减少后还沾沾自喜，以为自己减肥成功了，然而事实可能并非如此。近期吃东西不香了，体重减轻了，人看起来也消瘦，吃油腻会出现恶心呕吐，人没劲，感觉精神也不行了，甚至有烦躁或者抑郁的表现，你得考虑是不是有可能得胰腺癌了，应该赶紧去医院检查一下。

（3）**面目发黄、小便颜色变深**：随着医学知识的普及和人们文化程度的提高，很多人都知道皮肤变黄和眼睛变黄是黄疸的表现。黄疸是胰腺癌的表征之一。因为胆汁是经肝脏分泌的，再经过胆道从肝总管、胆总管，再经过胰腺与主胰管汇合后在胰腺内走行一段之后，进入肠道。在胰腺走行的这一段，就叫胆总管的胰腺段。当发生胰腺癌的时候，癌组织压迫或浸润胆总管，造成胆管扩张，继而出现肝内外的胆管扩张，导致黄疸。有部分胰头部肿瘤或者壶腹部癌的病人可能在早期就出现黄疸症状，这是一个非常突出的临床表现，如果能够早发现，对于后续治疗和恢复具有重大意义。

（二）胰腺癌的其他症状

（1）**发热**：发热是生活中人体常见的症状之一，发热最常见的原因就是感染。对于这类发热，病人针对发热的病因进行积极的抗感染治疗和对症处理，通常可以得到缓解或治愈。癌性发热可能是肿瘤组织坏死及癌细胞本身释放的内源性致热源或炎性因子导致。癌性发热多数为高热，体温在37.5~38℃，不会有畏寒、寒战的表现，抗生素和抗过敏药物无明显作用。发热这一症状很常见，往往需要先排除其他发热原因再考虑诊断癌症发热。

（2）**急腹症**：很多人对急腹症不是很了解，认为急腹症就是腹痛的一种，这种理解是错误的。急腹症通常包括腹痛腹泻、恶心呕吐、便血、大汗淋漓等症状。急腹症可能是胰腺癌的首发症状表现，这个时候应该积极就医，通过检查血、尿淀粉酶是否升高，进一步完善腹部CT，进而检查胰腺是否病变。

（3）**血栓性静脉炎**：癌症患者都容易并发血栓，这是癌症的一种常见并发症。血栓性静脉炎是因为静脉血栓引起的疼痛肿胀。肿瘤患者发生静脉血栓的危险性会增高。先前存在的肿瘤是静脉血栓形成的一个危险因素，且血栓多发于下肢，所以患者在察觉下肢的疼痛和肿胀时要提高警惕。

（4）**症状性糖尿病**：糖尿病和胰腺癌可谓是形影不离，糖尿病是胰腺癌的诱因且预示着预后不良，同时胰腺癌病人多数也会出现血糖的升高。如果糖尿病病人出现持续性腹痛，或者老年人突发糖尿病表现（多食、多饮、多尿三个典型症状），或原有糖尿病突然血糖难以控制的人群应警惕胰腺病变，仅仅去内分泌科查血糖是不够的。老年人群是癌症高危人群，更应该定期检查和预防。

（5）**小胰腺癌的症状**：在当今的医学条件下小胰腺癌还没有标准的诊断，那为什么还要在这里提到小胰腺癌呢？因为小胰腺癌在早期通常没有症状表现出来，大多数是在体检的时候发现的。如果能够早期发现，那可是不幸中的万幸，因为胰腺肿瘤的体积越小，预后也就越好，早期发现对于胰腺癌的诊断、治疗和预后具有重要的意义。

健 康 小 贴 士

（1）出现上腹疼痛或者腰背疼痛时，常规治疗效果不好的时要记得早点检查一下胰腺哦！

（2）无明显诱因情况下出现的消瘦要记得做个全面体检，重点排除有没有肿瘤。

（3）皮肤、巩膜发黄的时候早点去医院做专科检查。

（4）肿瘤治疗的关键在于早发现、早治疗。40岁以上的人群每年的健康体检非常必要！

四、胰腺上的肿块一定是癌吗？
常见的胰腺肿块的病理类型有哪些？

胰腺上的肿块一定是癌吗？答案很简单：不一定。

胰腺上的肿块病变类型较多，其生物学行为覆盖良性到恶性病变的不同类型。不同类型的病变预后也千差万别，这给临床诊治带来一定的挑战。总的来说，胰腺肿块可分为两大类，一类是胰腺原发病变，一类是胰腺继发肿瘤。胰腺原发病变可进一步分为恶性和良性，而胰腺继发肿瘤相对少见，基本都为恶性。

胰腺癌是指胰腺上皮细胞来源的恶性肿瘤，占全部胰腺恶性肿瘤的95%以上。其中又以胰腺导管腺癌最为常见，其发生率占胰腺恶性肿瘤的80%~90%，因此，广义上的胰腺癌指的就是胰腺导管腺癌。胰腺恶性肿瘤还有少部分为非上皮细胞来源的，如胰腺神经内分泌肿瘤（源于神经内分泌系统多能干细胞的一类异质性肿瘤）。相对少见的胰腺原发恶性肿瘤还包括腺鳞癌、胰腺实性假乳头状瘤（SPN）、浆液性囊腺癌、胰腺腺泡细胞癌、胰母细胞瘤等。其中胰母细胞瘤发病率较低，主要见于儿童，约占10岁以下儿童胰腺肿瘤的25%。

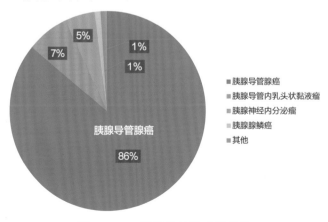

图 1-4-1 胰腺恶性肿瘤的种类

胰腺原发良性病变类型更为复杂，包括肿瘤性病变和非肿瘤性病变。肿瘤性病变包括胰腺导管内乳头状黏液性肿瘤（IPMN）、浆液性囊腺瘤（MCN）、黏液性囊腺瘤（SCN）、神经内分泌肿瘤等数十种病变。非肿瘤性病变包括慢性肿块型胰腺炎、胰腺炎相关的假性囊肿、潴留性囊肿、淋巴上皮囊肿等十多种病变，其中慢性肿块型胰腺炎在临床特点和影像学表现不典型时，与胰腺癌的鉴别较困难。

另外，胰腺良性肿瘤也可以进展为胰腺恶性肿瘤，包括导管内乳头状黏液性肿瘤（IPMN）、浆液性囊腺瘤（MCN）、黏液性囊腺瘤（SCN）等。例如，胰腺导管内乳头状黏液性肿瘤（IPMN），如果病理学上出现浸润成分则称为 IPMN 相关浸润性癌，其治疗按胰腺导管腺癌来处理，但预后较胰腺导管腺癌要好。

胰腺继发肿瘤发生率占胰腺恶性肿瘤的 4% ~ 15%，男女比例均等，可发生于胰腺任何部位，一般都有胰腺外原发肿瘤的病史，多来源于肾细胞癌、黑色素瘤、结直肠癌、乳腺癌等的转移或浸润。

那么，如何鉴别胰腺癌及其他胰腺良性占位以避免不必要的手术呢？其实，良性、恶性肿瘤的生物学行为是不一样的，比如恶性肿瘤往往呈浸润性生长，影像学上可以看到胰腺占位导致胰腺导管破坏，远端的胰管因阻塞不畅而扩张，如果还伴有胆管梗阻则可以看到远端胆管的扩张，临床表现上会出现黄疸（即皮肤和巩膜发黄）；而良性占位由于生长速度慢，且呈膨胀性生长，对胰管或者胆管仅存在轻度外压作用，故影像学上看到的是局部导管变细，但是远端导管仍然通畅。临床上可以借助 B 超、CT、MRI 和 PET-CT 等影像学手段观察类似这些细小的差别来鉴别诊断。但是无论影像学检查如何"证据确凿"，最终还是需要肿瘤组织或细胞学的病理报告来"盖棺定论"。

总之，发现胰腺上的肿块，不要大意但也不要过于担心，及时到消化科、肿瘤科或胰腺外科等专科门诊进一步检查和处理以明确诊断才是最重要的。

健 康 小 贴 士

（1）胰腺上的肿块有良性、恶性之分，发现胰腺占位不要慌，应到正规医院的专科门诊及时检查和诊断。

（2）因为胰腺肿瘤的病理类型千变万化，所以鉴别诊断很重要，不同类型的肿瘤需要采用不同的治疗方案。

附：几种常见胰腺良性肿瘤的主要特征

表 1-4-1　几种常见胰腺良性肿瘤的主要特征

类别	黏液性囊腺瘤（SCN）	浆液性囊腺瘤（MCN）	胰腺导管内乳头状黏液性肿瘤（IPMN）	胰腺实性假乳头状瘤（SPN）
性别倾向	女性多于男性	女性远多于男性	男性略多于女性	女性远多于男性
发病高峰年龄	60~70 岁	50~60 岁	60~70 岁	20~30 岁
临床表现	常无症状，少有腹痛	偶有腹痛或腹部包块	急性胰腺炎、腹痛、吸收不良	常无症状，偶有腹痛，或可扪及腹部包块
好发部位	胰腺体尾部	胰腺体尾部	胰头、钩突	胰腺边缘部位，突出胰腺轮廓
影像学特征	多为微囊，呈蜂窝状，囊壁较薄，中心可见星状瘢痕伴钙化	多单发，囊壁较厚，可见蛋壳样钙化以及分割、主胰管或分支胰管扩张；可见壁结节	囊实性混合，边界清晰	
囊液特征	囊液清亮、稀薄，CEA 与淀粉酶水平低	囊液黏稠，CEA 水平高，淀粉酶水平低，黏蛋白染色阳性	囊液黏稠，CEA 与淀粉酶水平高，黏蛋白染色阳性	囊液可呈血性
细胞学	富含糖原的立方形上皮细胞	柱状上皮细胞伴不同程度异型增生	柱状上皮细胞伴不同程度异型增生	分支状乳头
潜在恶性	一般无	有	有	有
治疗	出现压迫症状或 >4cm 时建议手术	建议手术治疗	主胰管型和混合型建议手术治疗，分支胰管型根据临床情况决定	建议手术治疗

五、胰腺癌好发于哪些部位？容易往哪些部位转移？

（一）胰腺癌好发的部位

胰腺癌可以发生在胰腺的各个部位，其中，胰体尾、胰中段相对发病较少（30%~40%）。而胰头癌发病率最高（60%~70%）。胰腺头部位于消化道三岔路口处，此处的肿瘤切除往往需要切除部分胃、十二指肠、胆囊及胆管、胰腺头部四个脏器，这类手术不仅创伤大，手术难度大，还存在着严重的术后并发症。这些原因也导致胰腺癌较其他肿瘤更容易复发转移。胰头癌早期会伴随黄疸梗阻等症状，更容易早期发现，早期手术治疗，预后反比胰腺体尾部癌好。胰腺体尾部位置更加隐蔽，早期症状不明显。因为早期患者没有黄疸，胆管没有受到压迫、往往发现就已经是晚期，失去了手术的机会；并且胰腺体尾部淋巴管及血管网络丰富，更容易发生转移，预后极差。

（二）胰腺癌容易转移的部位

由于癌细胞存在自主性，浸润性和转移性，癌细胞在大量增殖复制后，会不断扩散挤压周围组织并且随着血液和淋巴等途径发生远处转移。胰腺属于重要的消化器官，其位置特殊，位处消化道的三岔路口，胰腺的血管、淋巴都很丰富，并且胰腺没有完整的包膜，这些导致胰腺癌很容易早期就发生转移。

处于胰腺周围的器官，如胃、十二指肠、胆总管的末端、脾、左边的肾脏和胰腺临近的大血管都是容易被直接浸润转移的，这是胰腺癌最常见的转移形式。另外，胰腺的淋巴管丰富，它邻近器官的淋巴结，还有肠系膜和主动脉周围的淋巴结也都可能成为胰腺癌的转移病灶。随着血流发生的血行转移在胰腺癌中也很常见，和胰腺同处血液循环的部位，包括肝脏、肺、骨、脑和肾上腺等器官，也是常见的转移脏器。腹膜种植转移在胰腺癌中也并不少见，这种转移早期在增强 CT 下也难以发现，这也就导致了部分病人在手术台上才发现腹腔已经发生种植转移，失去了根治性手术切除的机会。但随着科技的进步，PET-CT、PET-MR 等已经逐渐被患者所接受，这对胰腺癌的精准诊断有了很大帮助。胰腺不同部位的癌灶出现转移的情况也不相同，胰腺体尾部的癌比胰腺头部的癌转移更广泛。

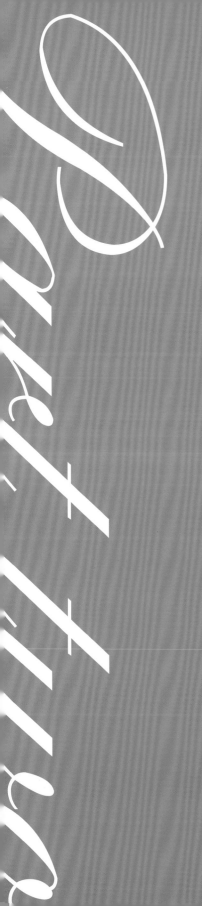

第二部分　检查与诊断

一、有哪些检查方法可以帮助确诊胰腺癌?

对于怀疑有胰腺癌的患者，需要完善血液、影像学、病理活检等方面的检查以明确诊断。一般情况下，腹部彩超、血清肿瘤标记物包括CA19-9、CEA、CA125等可作为初筛检查，其中CA19-9明显升高对胰腺癌有重要提示意义。一旦上述检查出现异常结果，则需要进一步的影像学检查来助诊，包括CT、MRI或者PET-CT。另外，发现胰腺占位后要明确病理类型时需要做超声内镜。超声内镜不仅可以发现较为早期的胰腺癌，还可以行穿刺活检明确病理。

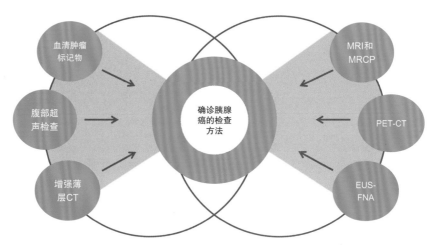

注：MRI：磁共振成像；MRCP：磁共振胰胆管水成像；PET-CT：正电子发射计算机断层显像；EUS-FNA：超声内镜引导下细针穿刺技术

图 2-1-1　确诊胰腺癌的常用检查方法

（一）血清肿瘤标记物检查

血清肿瘤标记物包括CA19-9、CEA、CA125等可作为初筛检查，其中CA19-9明显升高对胰腺癌有重要的提示意义。大约90%的胰腺癌患者血清 CA19-9 会显著增高。当然胰腺炎、黄疸等疾病也会引起 CA19-9 增高，因此不能仅凭血清 CA19-9 高就诊断胰腺癌，需要进一步鉴别诊断。

（二）腹部超声检查

超声具有无创、操作简便和可重复扫查的优点，是胰腺癌首选的影像学检查。胰腺癌的典型超声表现是胰腺内低回声团块，形状不规则，边界不清，向周围组织呈蟹足或锯齿样浸润。胰头肿瘤常伴有胰管和胆管不同程度的扩张。另外可以通过超声造影进一步动态评估胰腺癌的血流灌注情况。超声检查还可以评估胰腺癌的血管侵犯和周围脏器的浸润，以及肝转移情况等。

但胰腺是腹膜后位器官，易受胃肠气体干扰，使得常规腹部超声检查对体积较小的早期胰腺癌的诊断存在困难，容易漏诊。

（三）增强薄层 CT

胰腺癌由于其位置隐蔽和早期无特异性症状，很难早期发现。影像学检查技术的进步使隐蔽于腹膜后的胰腺得以暴露，从而使胰腺癌早期诊断成为可能。增强薄层 CT（≤ 1mm）是目前检查胰腺疾病的最佳无创性影像检查方法，对于胰腺病变的定位、定性、鉴别诊断、可切除性评估、分期均具有重大价值，也是胰腺癌新辅助治疗前后疗效评价最主要的方法。

胰腺癌的直接征象在 CT 平扫上通常表现为略低密度或等密度，边界不清楚，在静脉注入对比剂后，大多表现为不均匀的低密度，间接征象表现为胰头的肿瘤会引起继发性胰体、胰尾部萎缩、主胰管扩张。胰腺的小肿瘤容易漏诊，这时应仔细观察胰腺局部形态的细微变化及出现的间接征象，例如上游胰管扩张，有时甚至是早期诊断线索。胰腺癌容易侵犯周围的动静脉血管，而增强薄层 CT 可以进行多平面重建及容积再现三维重建，这样更有利于显示胰管、胰周血管及其与其肿瘤的关系，显示胰周血管的狭窄、闭塞及被包绕侵犯的情况，帮助预测评估胰腺癌的可切除性，增加胰腺癌分期的准确性。

（四）磁共振成像（MRI）及磁共振胰胆管水成像（MRCP）

磁共振成像（MRI）及磁共振胰胆管水成像（MRCP）可作为增强薄层CT扫描的有益补充。MRI优势在于无X线辐射，软组织分辨率高，多参数、多序列、多平面成像，可进行MRI功能成像包括磁共振胰胆管水成像（MRCP）、弥散加权成像（DWI），因此广泛应用于腹部疾病的检查与诊断。尤其是对于部分诊断存疑特别是疑有肝脏转移的患者，建议通过动态增强MRI进一步评估。

MRI的不足之处在于成像时间长（扫描序列多）、需要病人更好的屏气配合。屏气时间相对CT长，次数更多，对于年老体弱、配合差的病人，获得的图像质量欠佳，影响疾病的诊断。对于体内有铁磁性植入物、心脏起搏器的患者及幽闭恐惧症患者，不宜进行MRI检查。

磁共振胰胆管水成像（MRCP）可显示生理、病理状态下的胰胆管全貌，无创且无需对比剂即可评价胰胆管解剖变异、梗阻和扩张的部位、程度。对胰腺癌的间接证据，如胰管狭窄、梗阻或扩张，结合MRI断层图像，更有助于病灶的诊断和鉴别诊断、进行肿瘤的术前分期和评价。胰头癌常会引起胰管和胆总管远端的截断性梗阻狭窄，"双管征"是其典型征象。MRCP可显示主胰管节段性狭窄及串珠状扩张、胰腺假性囊肿形成等表现，有助于胰腺癌与慢性胰腺炎的鉴别诊断。

（五）正电子发射计算机断层显像（PET-CT）

正电子发射计算机断层显像（PET-CT）在胰腺癌的诊断、预后判断和疗效评估中角色独特，不仅可用于鉴别胰腺占位的良性、恶性，还可以评估有无胰腺外转移，另外在新辅助治疗后的评估疗效中也有重要价值。

PET-CT检查时先静脉注射放射性药物 ^{18}F-FDG（一种葡萄糖类似物），利用癌细胞生长过快而与周围正常组织的能量利用差别较大的原理，使肿瘤细胞得以显现出来（即放射性浓聚），因此可以更好地与胰腺良性病变相鉴别。PET-CT的第一个优点在于一次扫描可观全身，方便重点观察胰腺癌常见的远处转移部位，诸如肝脏、腹腔淋巴结、肺及骨骼等。PET-CT 的第二个优点是可以用于胰腺癌新辅助 / 转化治疗后的疗效评估，根据治疗前后的肿瘤代谢的变化判断治疗疗效。此外，PET 检查可用于独特的分子靶标显像，比如 ^{68}Ga 生长抑素受体特异性显像用于诊断神经内分泌肿瘤。

但是 PET-CT 使用的放射性药物带有一定量的射线，虽然都在国内国际辐射安全范围内，但是尽量避免接触孕妇、儿童等敏感人群。

（六）超声内镜引导下细针穿刺技术（EUS-FNA）

超声内镜引导下细针穿刺技术（EUS-FNA）是在超声内镜的引导下通过内镜管道穿刺入目标组织，以获取目标的细胞和组织进行病理学等检查的方法。其主要用于食管、胃、结直肠及胆胰系统恶性肿瘤的组织获取，也应用于胃肠道黏膜下肿瘤、腹腔、纵膈肿大淋巴结，甚至包括脾脏占位、肾上腺占位、腹膜后占位等。其较传统经皮 CT 或 B 超引导的细针穿刺优势在于可避免腹壁的脂肪及肠道的气体干扰，准确地获取相应组织。EUS-FNA 是一种相对安全的检查，术后主要并发症为感染和出血，少见的有消化道穿孔，针道的种植转移等。EUS 引导下进行胰腺病变的穿刺活检，获得病理学依据，鉴别良性、恶性，是目前确诊无远处转移的胰腺癌的首选检查方法，可以为后续治疗提供重要依据。

健 康 小 贴 士

（1）确诊胰腺癌需要血液学检查、影像学检查（彩超 /CT/MRI/PET-CT），更重要的是要有病理学证据。

（2）对于拟行胆管支架置入减黄的患者，建议在支架置入前完成影像学检查，以免支架对病灶及其周围解剖结构的影像产生干扰。

（3）各种检查都有其优缺点，临床医生会根据患者的实际情况个体化选择检查方法。

二、什么是血清肿瘤标记物？血清肿瘤标记物的检查内容、作用和假性升高的因素有哪些？

（一）什么是血清肿瘤标记物？

血清肿瘤标记物，广义上说就是某种肿瘤细胞上存在或分泌、排出到体液中的物质，是肿瘤细胞在发生、发展中产生的物质。肿瘤生长越旺盛、其产生量越多；反之，肿瘤生长被压制、其产生量也减少。这些物质可以通过血液等体液查出并进行检测。血清肿瘤标记物往往都是糖蛋白，因此在临床上经常被叫作糖类抗原，这些糖蛋白和血糖是两个概念，是没有相关性的，血糖的高低与这些糖类抗原的升降也没有相关性。

（二）胰腺癌常见的血清肿瘤标记物有哪些？

胰腺癌常见的血清肿瘤标记物包括：CA19-9、CA125、CEA、CA242、CA724、CA50等。

既往研究统计发现，CA19-9在胰腺癌检测的敏感性可达79%~81%，特异性达82%~90%，因此CA19-9是唯一一个被美国FDA认可的用于胰腺癌检测的肿瘤标记物。另外约10%的胰腺癌患者为Lewis抗原阴性血型结构，此类患者不表达CA19-9，需结合其他肿瘤标记物协助诊断。

CEA是一种相对广谱的肿瘤标记物，在多种肿瘤中都会增高，约30%的胰腺癌患者可以检测到CEA升高，但其特异性低。

CA125是诊断卵巢癌常用的一种肿瘤标记物，CA125的升高与胰腺癌早期远处转移相关，一定程度上反映出肿瘤转移的潜能及其相关负荷。特别是对于CA19-9阴性的胰腺癌人群，CA125具有一定的预后评估价值。在胰腺癌出现腹膜转移或者有胸腹腔积液时CA125往往会增高。另外，手术后的围手术期，因为术区积液的原因，CA125也会暂时性地增高。

CA50、CA242、CA724 等与其他肿瘤标记物联合应用，有助于提高诊断灵敏度和特异度，但仍需高级别证据的支持。

（三）检查血清肿瘤标记物有哪些作用？

1. 血清肿瘤标记物往往在肿瘤很小的时候即可被检测出来，因此有助于早期发现病灶。

2. 一般情况下，手术前血清肿瘤标记物高的患者，手术后肿瘤标记物均能降至正常，但如果一段时间后血清肿瘤标记物又进行性升高，则往往提示体内可能又有肿瘤细胞生长增殖了，必要的时候应该复查 CT 等影像学检查以进一步判断病情。

3. 抗肿瘤药物治疗期间，血清肿瘤标记物的升降也是反映治疗效果的一种方式，治疗后肿瘤标记物显著下降的说明治疗有效，反之则说明治疗效果欠佳。对于胰腺癌来讲，血清肿瘤标记物 CA19-9、CA125 的升降能及时反映治疗效果，往往比 CT 等影像学检查更便捷、更及时。

但是也不能单凭一两次肿瘤标记物的升降就盲目判断治疗效果，因为有很多其他因素会影响血清肿瘤标记物的变化，造成假象。临床医生一般会检测多个肿瘤标记物，并且多次检测、动态观察其变化，再结合影像学等其他临床表征做出治疗效果的判断。

（四）引起胰腺癌患者的血清肿瘤标记物假性增高的因素有哪些呢？

引起血清 CA199 假性增高的因素常见的有：胰腺炎、胆管炎、梗阻性黄疸等疾病；引起 CA125 假性增高的常见原因有：低蛋白血症引起的胸腹腔积液、妇科疾病等；引起 CEA 假性增高的因素常见的有：肠道息肉、胃炎等疾病。这些情况下血清肿瘤标记物大多为轻度的增高，不会超过正常值的 5~10 倍。经过相应的对症治疗后，肿瘤标记物也会下降。因此，临床上看到血清肿瘤标记物增高的时候也不要太过惊慌，要注意鉴别诊断。

三、CT 和 MRI 的检查有哪些不同？如何选择？做这些检查的注意事项有哪些？

CT 和 MRI 在胰腺癌的诊断和随访中都会常常被应用，有时 CT 检查后还需要做 MRI 复查。那么两者之间有哪些不同呢？怎么选择呢？为什么做完 CT 还要再做 MR 呢？

（一）CT 是什么？它有什么特点？

CT 又称计算机断层扫描（Computed Tomography），它的基本原理是利用精确准直的 X 线束与灵敏度极高的探测器一同围绕人体的某一部位做断层扫描，再由快速模/数（A/D）转换器将模拟信号转换成数字信号，然后输入电子计算机，经电子计算机高速计算，得出该层面各点的 X 线吸收系数值，用这些数据组成图像的矩阵，再经图像显示器将不同的数据用不同的灰度等级显示出来。

CT 分析的对象主要是不同密度的组织产生的图像，例如骨头和软组织、空气等。因为不同的软组织具有相似的密度，所以在 CT 图像上灰度没有太大的区别，因此有时候肝脏等组织内的病变单靠 CT 诊断不清楚，需要再做 MRI 等进一步明确诊断。

（二）MRI 是什么？它有什么特点？

磁共振成像（MRI，Magnetic Resonance Imaging）是将人体置于特殊的磁场中，用无线电射频脉冲激发人体内氢原子核，引起氢原子核共振，并吸收能量。在停止射频脉冲后，氢原子核按特定频率发射出电信号，并将吸收的能量释放出来，被体外的接收器接收，经电子计算机处理获得图像，该方法软组织分辨率更高，显示也更清楚。

另外需要注意的是，无论是做 CT 还是做 MRI，胰腺癌的诊断均需要做增强检查（静脉注射造影剂以区分正常组织和肿瘤组织）。

（三）如何选择CT与MRI？做这些检查的注意事项有哪些？

CT和MRI在腹部成像上均有较高的清晰度，但两者也有差别，具体如下：

（1）CT扫描速度快，病人躺在检查床上检查时间3到5分钟。空间分辨率高，薄层动态增强CT是目前检查胰腺癌的最佳无创性影像检查方法。

（2）CT增强所用造影剂含碘，对于碘过敏患者不宜行CT增强扫描，需选择其他检查方法。CT图像的产生依赖一定量的X射线，病人会受到X射线辐射。

（3）MRI能敏感的检测组织成分中水含量的变化，磁共振造影剂过敏率低，且无电离辐射，可作为增强薄层CT扫描的有益补充，对鉴别肝转移病灶更具优势。

（4）MRI的检查时间长，患者的呼吸动度对图像的影响大，需要病人更好的屏气配合，对年老体弱、昏迷、躁动等不能配合检查的患者无法获得清晰的图像，进而影响疾病的诊断。

（5）MRI检查依赖强磁场，装有心脏起搏器、铁磁性植入物的患者不可以做MRI，幽闭恐惧症患者不宜做MRI。

表2-3-1　CT与MRI在胰腺癌的诊断和治疗作用

检查方法	优势及临床应用
多期增强CT	首选检查方法
CT薄层重建	能清晰显示胰腺肿瘤大小、位置、密度及血供情况
	判断肿瘤与周围血管及邻近器官的毗邻关系，评估肿瘤的可切除性及新辅助治疗的效果
MRI	除可显示胰腺肿瘤解剖学特征外，结合肝细胞特异性对比剂和DWI对诊断肝脏转移灶更具有优势
	MRI多序列多参数成像有助于鉴别病灶与正常胰腺实质密度相近、胰腺高密度囊性病变、肿瘤继发胰腺炎或肿块型胰腺炎等影像学表现不典型的患者的诊断，可作为CT检查的重要补充
	MRI薄层动态增强与磁共振胰胆管造影联合应用，有助于鉴别胰腺囊实质病变，并进一步明确胰胆管的扩张及受累情况

综上所述，CT 和 MRI 是两种机制不同的检查方法，两者各有千秋，相互补充，在胰腺癌的诊断和治疗疗效评估上需要个体化选择，必要的时候两种检查都需要做。

四、PET-CT 检查可以替代 CT/MRI 吗？做这个检查需要注意什么？

（一）PET-CT 检查可以替代 CT/MRI 吗？

PET-CT 是目前唯一可在活体上显示生物分子代谢、受体及神经介质活动的新型多模态影像技术，现已广泛用于多种疾病的诊断与鉴别诊断、病情判断、疗效评价、脏器功能研究和临床研究等方面。PET-CT 有着灵敏度高、特异性强、一次给药全身显像、安全性好等特点。

PET-CT 和 CT 或 MRI 检查的区别主要是显像剂不同，这也是它检查价格昂贵的主要原因。PET-CT 常用显像剂为氟代脱氧葡萄糖（^{18}F-FDG），另外用于诊断神经内分泌肿瘤时用的是特异性强的 ^{68}Ga 标记的生长抑素受体。这些显像剂容易被代谢旺盛或受体高表达的肿瘤组织吸收，而正常组织摄取量极少，因此可以通过图像上的浓聚程度（SUV，标准摄取值）来区分肿瘤和正常组织。

作为 CT 或 MRI 检查的补充，PET-CT 检查在发现胰腺外转移、评价全身肿瘤负荷等方面具有优势。对于合并高危胰腺外转移风险（如病灶交界可切除、CA19-9 明显增高、原发肿瘤较大、区域淋巴结体积较大）或者需要鉴别肿瘤性质的患者，建议术前行 PET-CT 检查以评价全身情况。

PET-CT 尽显优势的同时也有一定缺点：首先，在了解病灶与邻近组织、血管的位置关系或者测量病灶大小方面，PET-CT 不如 CT、MRI 清楚。其次，PET-CT 也有假阳性和假阴性的情况：

（1）**假阳性**：棕色脂肪、炎症和个别正常器官（如脑、心脏、肝脏）代谢旺盛，葡萄糖摄取较多，在 PET-CT 上可呈阳性表现。

（2）**假阴性**：部分肿瘤由于葡萄糖摄取较少（如胃肠道、胰腺肿瘤特殊病理类型如黏液成分或印戒细胞为主的肿瘤）、肝脏肿瘤（由慢性肝炎迁延改变而形成的高分化肝细胞癌或原发性胆汁肝硬化基础上合并的胆管来源的癌灶等），^{18}F-FDG 摄取不明显，容易漏诊；另外，部分肿瘤体积较小时（如小于 0.5cm）放射性浓聚不明显，还有显像剂排泄路径如肾脏、输尿管和膀胱因尿液含放射性也会表现为明显浓聚区域，掩盖可能的肿瘤影像。

（二）PET-CT 检查过程中需要注意哪些事项呢？

首先，PET-CT 检查需提前预约，须禁食 4~6 小时以上，避免进食的糖分干扰显像剂的摄取，导致本底偏高（包括四肢躯干部肌肉组织、腹腔胃肠道和皮肤等）从而影响图像结果判断。糖尿病患者需控制血糖低于 11.1mmol/L 较为理想。

其次，显像剂 ^{18}F-FDG 存在一定的辐射性，药物进入体内并与之相互作用可释放出 511Kev 高能电子对，对患者和周围近距离（小于 2m）区域会有部分电离作用。鉴于上述情况，可以科学有效地预防和减少其不利作用，比如可拉大患者与他人的距离或建立隔堵墙、要求患者多饮水，多排小便，尽量避免尿液玷污衣服，排便后及时洗手等。^{18}F-FDG 的半衰期约 2 小时，通常 10 个半衰期为安全期，也就是说一般情况下药物注射后 20 个小时即测不出放射性，因此做 PET-CT 检查患者 20 小时内需减少与他人的接触。

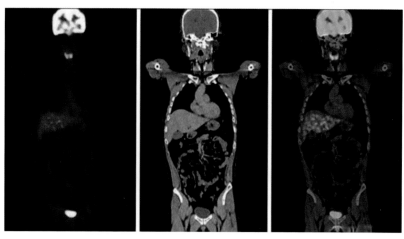

PET-CT 检查中的 PET 影像　PET-CT 检查中的 CT 影像　　PET 和 CT 的融合影像

图 2-4-1　患者 PET-CT 影像

五、超声内镜引导下的细针穿刺活检（EUS-FNA）是什么？什么时候需要做这个检查？做这个检查的注意事项有哪些？

（一）超声内镜引导下的细针穿刺活检（EUS-FNA）是什么？

超声内镜（简称 EUS）是一种将内窥镜技术和超声技术融合的新型检查手段，具有内镜和超声检查的双重功能。它既可以通过内镜直接观察消化道腔内情况，又可以通过超声探头实时获得管腔层次特征及周围临近脏器的超声图像。EUS 检查相当于医生给内脏进行零距离贴近式"透视"，可以明显提高图像分辨力，有助于发现细小病变，被称为消化内镜医生的"第三只眼"，也是消化内镜医生手中的"利器"。

在 EUS 引导下，医生用一根纤细的活检针经过内镜活检孔道对相应病变进行抽吸活检，获取细胞、组织或体液标本，从而明确病变性质，该项技术被称作超声内镜引导下细针穿刺活检（Endoscopic ultrasound guided fine needle aspiration biopsy，EUS-FNA）。该技术的应用是消化道肿瘤诊断和分期以及胰腺疾病评估技术的一次革命。自 20 世纪 90 年代首次报道应用于临床以来，已成为胃肠道恶性肿瘤分期获取组织时优先选择的方法。

实际上，任何临近胃肠道的器官或病变都可行 EUS-FNA，比如胰腺、纵隔淋巴结、腹膜后淋巴结等器官，EUS-FNA 越来越多地运用于 EUS 能检测到的病变中，其在胰腺实质性占位的诊断中起着非常关键的作用。EUS-FNA 因其较高的敏感度（78%~95%）、特异度（75%~100%）、阳性预测值（98%~100%）、阴性预测值（46%~80%）、诊断的准确率（78%~95%）和较低的并发症风险（0~2%），被认为是胰腺组织的最佳获取方式。EUS-FNA 技术在胰腺癌精准诊断中发挥着举足轻重的作用。

EUS-FNA 具有穿刺路径短、邻近脏器损伤少、精确定位、成功率高等优点，可以精确定位穿刺 5~10mm 的病变。根据 2021 年版《中国内镜超声引导下细针穿刺抽吸 / 活检术应用指南》等国内外相关指南，EUS-FNA 对于胰腺癌的诊断具有极高的准确率，是胰腺肿瘤进行病理学诊断的首选方式，其总体敏感度和特异性分别达到 85% 和 98%，已成为胰腺癌定性诊断最准确的方法，也有助于判断肿瘤分期，有利于胰腺癌的早期诊断。此外，对于胰腺假性囊肿等病变，还可以进行超声内镜引导下穿刺置管内引流治疗。由于具有疗效确切、微创、恢复快、复发率低等优点，该方法已逐渐成为胰腺假性囊肿的主要治疗方法。

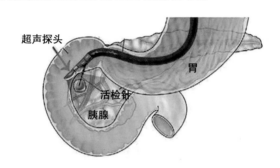

图 2-5-1 超声内镜引导下的细针穿刺活检示意图

（二）什么时候需要做 EUS-FNA 检查？

EUS-FNA 在临床上广泛应用，涉及消化、呼吸等多个系统，其中以消化系统疾病的应用最为广泛，主要包括以下几种：

（1）明确胰腺病变的诊断及肿瘤性病变的分期。

（2）消化道黏膜下肿瘤及消化道周围脏器及病变的取材及肿瘤性病变的分期。

（3）胸腔内 / 纵隔病变的取材及肿瘤性病变的分期。

（4）上皮下肿瘤的初步判断（如胃肠道间质瘤、平滑肌瘤）。

（5）不明来源的纵隔、后腹膜和（或）腹腔淋巴结肿大性质的评估。

（6）胰腺积液的诊断性抽吸。

（7）腔内胃肠道肿瘤腔外复发的诊断。

（8）腹腔和胸腔积液的诊断性穿刺。

值得注意的是，EUS 在判断胰腺肿瘤 T 分期方面有一定优势，然而其准确性受操作者技术及经验的影响较大，所以临床更多以在其引导下穿刺以获取组织标本为目的，不建议将其作为胰腺癌分期诊断的常规方法。对于诊断及手术指征明确的患者，术前无需常规行 EUS 检查。

有文献报道 EUS 对肠系膜上静脉及门静脉是否受累及浸润范围的判断优于 CT 及 MRI 检查。另有研究报道基于 EUS 弹力成像的肿瘤弹性应变率检测可以辅助判断胰腺癌间质含量从而指导临床药物的选择。

EUS-FNA 除了可以协助明确诊断，还可以在肿瘤的局部治疗上发挥作用。例如 EUS 引导下的腹腔神经丛或神经节阻滞术（即通过局部注射药物来麻痹腹腔神经），有助于缓解晚期胰腺癌、慢性胰腺炎患者的疼痛，进而改善患者生活质量；EUS 引导下化学药物局部注射治疗胰腺实性或囊性病变，可获得有效的组织消融，对于控制或延缓病变进展有一定作用；其他技术如 EUS 引导下近距离放射治疗、胰周液体引流、胰胆管引流等已在临床广泛开展。总体来说，EUS-FNA 及其衍生技术具备微创、定位准确、疗效高及并发症低等特点，其应用领域不断拓展，具有良好发展前景。

（三）做 EUS-FNA 检查的注意事项有哪些？

总体而言，EUS-FNA 是一项较为安全的操作，其不良事件发生率约 1%，操作相关死亡率约 0.02%。EUS-FNA 的注意事项一般分为术前、术中及术后三个方面。

第一，EUS-FNA 前需要评估患者凝血状况及心肺功能，若患者出现严重凝血障碍［血小板计数低于 50×10^9/L，凝血酶原时间国际标准化比值（INR）大于 1.5］合并严重心肺脑疾患难以耐受内镜操作、严重精神疾病不能配合、口咽部及食管急性损伤内镜穿孔风险极大等情况，则不适合行 EUS-FNA。若患者长期服用抗血小板或抗凝药物，则需要咨询心脑血管医生权衡风险获益比，综合评估并决定此类药物停用时机以及是否需要桥接治疗。

第二，行 EUS-FNA 患者需术前至少禁食 6~8 小时，一般采用静脉注射丙泊酚的非气管插管静脉麻醉方式。也可根据患者情况、操作者经验及麻醉条件综合评估后采用密切监护下镇静或其他麻醉方式。如从直肠接受 EUS-FNA，则术前需要口服泻药，行肠道准备。

第三，EUS-FNA 术后需要监测生命体征。术后禁食 12~24 小时，胰腺 EUS-FNA 后还要监测术后淀粉酶。术后 12~24 小时后可进食清淡流质食物。若操作时间过长，可适当补充液体。若出现呕血、黑便、腹痛、发热等情况，应及时就诊。

六、病理报告名词解读：分化程度是什么？脉管神经侵犯是什么？淋巴结浸润和转移是什么？R0、R1、R2是什么？TNM 分期是什么？为什么要加做免疫组化？

病理诊断在疾病的诊断中属一级诊断，被誉为疾病诊断的"金标准"，是疾病治疗的重要参考依据。在病理报告的病理诊断内容中，除了诊断名称，还会有其他的内容。这些名词都有哪些意义呢？我们来一一了解。

（一）分化程度是什么？

我们看到的恶性肿瘤的病理报告里，除了诊断名称，后面还会加上分化程度。分化程度代表什么意思呢？

肿瘤的分化程度表示肿瘤细胞与其相应组织的正常细胞的相似度，越接近正常细胞，其分化程度越高，恶性程度相对较小；与正常细胞的差异越大，其分化程度越低，恶性程度相对较高。高分化的一般提示预后相对较好，低分化或者未分化的提示预后较差。譬如一张病理报告里写着"胰腺导管腺癌，低分化"，这里的"胰腺导管腺癌"属于诊断名称，"低分化"提示肿瘤恶性程度较高，预后差。

（二）脉管、神经侵犯是什么意思？

在完整诊断的病理报告中还会出现脉管及神经侵犯情况，这些是近年来发现与预后紧密相关的因素。脉管包括淋巴管和血管。较细的脉管有癌细胞称为脉管癌栓；较大的血管内有癌性栓子称癌栓，比如门静脉癌栓、上腔静脉癌栓等。肿瘤增大到一定程度，从周围组织中获取的营养已不能满足其生长需要，这时，肿瘤细胞就"自力更生、丰衣足食"，它们诱导形成新的血管、淋巴管以增加营养。新的血管、淋巴管管壁结构并不坚固，在为肿瘤提供营养的同时，也为癌细胞突破管壁、浸润脉管从而逃离提供了便利。换句话说，肿瘤的脉管侵犯就是癌细胞远处转移前"整装待发"的初始阶段。因此，脉管侵犯是手术后容易复发转移的一个危险因素。

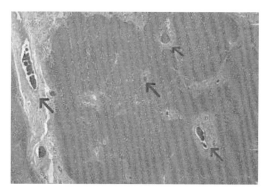

图 2-6-1　病理报告示脉管癌栓
注：图中红色箭头所示的就是脉管癌栓

胰腺癌具有嗜神经生长的特性，胰腺癌神经侵犯是复发及预后不良的一个重要因素。有研究发现胰腺癌神经侵犯与癌性疼痛、高血糖相互联系。一方面，神经营养因子在胰腺癌神经侵犯以及癌性疼痛的产生方面发挥着重要作用；另一方面，高血糖可能促进胰腺癌的神经侵犯。

既然脉管、神经侵犯是复发转移的风险因素，那么具有这类情况的病人术后辅助治疗的意义就要大一些。反过来，术后要不要辅助治疗？脉管侵犯、神经侵犯就是参考因素之一。

（三）淋巴结转移是什么意思？

癌细胞可以通过四种途径转移，分别是淋巴结转移，血行转移，种植播散和直接侵犯。淋巴结转移是胰腺癌症转移的主要途径之一。淋巴结广泛存在于我们的身体中，是一种免疫器官，直径 0.2~0.5cm，呈椭圆形或蚕豆形，呈组群分布。淋巴结内部有大量的免疫细胞，淋巴结之间通过淋巴管相互连接。淋巴管就像血管一样，遍布全身。淋巴管里面有淋巴液，收集全身各处的淋巴液，最终汇入血液循环。淋巴结转移指肿瘤细胞通过淋巴管，进入到附近的淋巴结，甚至更远处的淋巴结。如果肿瘤细胞已经转移到淋巴结，说明不是早期的癌症，至少是中期，术后往往需要接受辅助治疗，以降低复发和转移的风险。

（四）R0、R1、R2 是什么意思？

对于手术切除的胰腺癌标本，病理医生会依据肉眼或镜下所见给出切缘状态。目前普遍将胰腺癌的切缘状态分为 R0（阴性，切除后显微镜下无残留肿瘤），R1（阳性，显微镜下见肿瘤组织残留）和 R2（阳性，肉眼可见有肿瘤残留），其中 R0 定义为距切缘 ≤ 1mm 无肿瘤残留。值得注意的是，1mm 的廓清距离最早来源于对直肠癌的研究，而近年来研究发现，胰腺癌的生长较直肠癌更为扩散，1mm 的标准用于胰腺癌标本切缘的判别可能仍显不够。有学者提出，将廓清距离提高到 1.5mm 或 2mm 可能更具有临床意义，但这仍需进一步研究。R1、R2 切除患者术后复发的风险极高，需要接受积极的辅助治疗，以降低复发的概率。

（五）TNM 分期代表什么意思？

在一份胰腺恶性肿瘤手术切除标本的病理报告中，你总会看到"病理分期：TNM"这几个字眼。通俗讲，病理分期是肿瘤严重程度的客观评价。这个客观评价的指标能帮助临床医师制订合理治疗方案、准确评估预后。

TNM 分期系统是世界范围内使用最广泛的分期系统，它们分别是指原发肿瘤（primiary tumor，简称 T）、淋巴结转移（regional lymph node，简称 N）和远处转移（distant metastasis，简称 M）。TNM 分期最早由法国人 Pierre Denoix 在 1943 年至 1952 年提出。随后，美国癌症联合委员会 (AJCC) 和国际抗癌联盟（UICC）开始建立国际性的分期标准，1968 年第 1 版《恶性肿瘤 TNM 分类法》手册正式出版。目前，最新的版本为第八版。每一种肿瘤的 TNM 分期各有不同，因此 TNM 分期中字母和数字的含义在不同肿瘤中所代表的意思不同。胰腺恶性肿瘤的 TNM 分期如下表：

表 2-6-1　胰腺恶性肿瘤的 TNM 分期系统

分期符号	临床意义
T：	
Tx	原发肿瘤的情况无法评估
T0	无原发肿瘤证据
Tis	原位癌［包括高级别的胰腺上皮内瘤变（PanIN-3）导管内乳头状黏液性肿瘤伴高度异型增生，导管内管状乳头状肿瘤伴高度异型增生和胰腺黏液性囊性肿瘤伴高度异型增生］
T1	肿瘤最大径 ≤ 2cm
T1a	肿瘤最大径 ≤ 0.5cm
T1b	肿瘤最大径 0.5cm ＜最大径 ＜ 1cm
T1c	肿瘤最大径 1cm ≤最大径 ≤ 2cm
T2	2cm ＜肿瘤最大径 ≤ 4cm
T3	肿瘤最大径 ＞ 4cm
T4	肿瘤无论大小，侵及腹腔动脉，肠系膜上动脉，和 / 或肝总动脉
N：	
Nx	区域淋巴结情况无法评估
N0	无区域淋巴结转移
N1	1~3 个区域淋巴结转移
N2	≥ 4 个区域淋巴结转移
M：	
M0	没有远处转移（肿瘤没有播散至体内其他部分）
M1	有远处转移（肿瘤播散至体内其他部分）

一旦患者的 TNM 分期值得以确定，这些值将会被组合成一个总体分期（stage），这也就是我们常常听到 I、II、III、IV 期。总体分期数值越低，代表肿瘤处于越早期阶段，一般会预后较好；总体分期越高则表明肿瘤已处于较晚期阶段，治疗方案更为复杂，预后也会较差。

（六）TNM 的前缀 c、p、y、r、m 代表什么意思？

医生在给患者确定分期时，除了 TNM 分期外，常常还会在 TNM 分期系统前面加上一些小写字母如 c、p、m 等。这些字母常常与医生的治疗有关，更能反映患者的治疗状态。其中，前缀字母 c（clinical）代表的是临床分期（如 cTNM），前缀字母 p（pathology）代表的是术后病理分期（如 pTNM），前缀 y（yield）代表接受新辅助治疗后的肿瘤分期（如 ypTNM），前缀 r（retreatment）代表经治疗获得一段无瘤生存期后复发的肿瘤分期（rTNM），前缀 m（multiple）代表多个病灶的肿瘤分期（mTNM）。

在未能进行手术就对肿瘤标本进行病理分期时，临床医生结合临床检查、影像学检查、实验室检查、细胞穿刺活检等手段，给出临床分期（cTNM），这种情况下分期不会特别精确，但也是一个常用的、比较可行的方法。如果手术后经病理评估获得的病理分期（pTNM）与临床分期（cTNM）不一致，以病理分期（pTNM）为准。

（七）为什么要做免疫组化？

在常规肿瘤病理诊断中，有 5%~10% 的病例单靠 HE 染色难以做出明确的形态学诊断，尤其在一些转移部位的活检组织需要明确原发病灶时，单靠病理的形态学特征无法明确原发组织的来源，这时候大家看到的报告上会写着：建议加做免疫组化以明确原发灶来源。另外，医生常常会根据免疫组化的结果个体化地选择治疗药物，比如是否适合某些靶向治疗药物或者内分泌治疗药物等。

免疫组化在肿瘤诊断和鉴别诊断中的实用价值得到了普遍的认可，其在低分化或未分化肿瘤的鉴别诊断时，准确率可达 50%~75%。免疫组织化学的临床应用主要包括以下几方面：①恶性肿瘤的诊断与鉴别诊断；②确定转移性恶性肿瘤的原发部位；③对某类肿瘤进行进一步的病理分型；④发现微小转移灶，进而有助于临床治疗方案的确定，包括手术范围的确定；⑤特定的免疫表型可为临床提供治疗方案的选择。

例：如下图 2-6-2 中所示，在没有做免疫组化前无法明确胰腺穿刺组织具体的病理类型；加做免疫组化后如图 2-6-3 所示，就可以明确诊断为胰腺神经内分泌瘤了。

肉眼所见：（胰腺穿刺）：灰红条索样组织 1 堆，大小 0.6cm×0.5cm×0.2cm。
镜下所见：

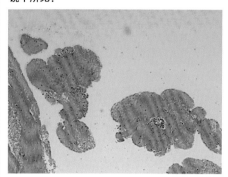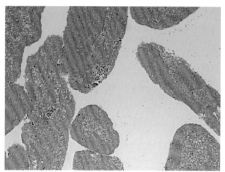

病理诊断：（胰腺穿刺）：送检凝血块内见少量上皮细胞团，具有轻度不典型，不排除神经内分泌肿瘤可能，建议来病理科行免疫组化检查进一步诊断。

图 2-6-2　胰腺穿刺组织，单纯 HE 染色的片子，未做免疫组化，无法明确病理类型

病理补充诊断：
（胰腺穿刺）：送检凝血块内见少量上皮样细胞团，具有轻度不典型，结合免疫组化结果考虑神经内分泌瘤。

免疫组化：肿瘤细胞表达 Syn(++)，CgA（－），CD56(+++)，CK（++），TTF-1（－），Ki67（散在少量＋），β catenin（＋）。

注：送检组织内肿瘤较少，建议切除后送检进一步诊断和分级。

图 2-6-3　病理组织切片加做免疫组化后明确诊断为神经内分泌瘤

七、胰腺癌患者需要做基因检测吗？基因检测有哪些临床意义呢？哪些标本可以做基因检测？基因检测一次就够吗？

胰腺癌是一种恶性程度极高的消化道肿瘤，其发病率和死亡率均在逐年增高，但是长期生存率却没有明显改善。尽管近年来新辅助化疗、TOMO放射治疗、纳米刀等疗法的出现对胰腺癌的治疗带来了长足的进步，让更多既往认为无法有效治疗的胰腺癌患者获得了更多的治疗机会，但是由于不同的病人在分子水平上存在明显差异，其对治疗所表现出的反应也千差万别。于是，从新的医学概念及医疗模式出发，对胰腺癌精准治疗的要求也被进一步重视。

精准治疗是一种以个人基因组和分子特征为基础，为病人定制最佳治疗方案以达到治疗效果最大化、副作用最小化的医疗模式。近年来，基因指导下的精准药物治疗在肺癌、乳腺癌等疾病中获得了很好的疗效。基因检测作为精准治疗的基础，也是现今临床研究的焦点。根据不同患者的不同分子分型开展精准治疗，有望为提升胰腺癌的治疗效果指出一条明路。

（一）胰腺癌患者需要做基因检测吗？

在2020年发布的《美国国立综合癌症网络NCCN胰腺癌临床实践指南2020.V1》以及《中国临床肿瘤学会CSCO胰腺癌诊疗指南》中均明确指出：推荐所有确诊胰腺癌的患者接受胚系基因检测，尤其是有家族史的、发病年纪较轻的。对于家族中已明确存在胰腺癌易感基因致病/疑似致病突变的人群，都建议进行胰腺癌相关基因的筛查和遗传咨询。也就是说，所有确诊胰腺癌的患者，无论分期的早晚以及手术与否，均建议行基因检测。

NCCN和CSCO指南中建议，对可以进行抗癌治疗的局部进展/转移性胰腺癌患者进行肿瘤/体细胞基因谱分析以鉴定不常见的突变。另外，在标准治疗失败后，建议进行 NGS 检测（高通量识序技术），基于"篮式"研究思路，寻找可能使患者获益的潜在治疗靶点及相关靶向药物。

指南同时也指出，受限于取材方式和检测时长，分子分型尚不能常规开展并用于指导临床治疗。但对于分子分型的探讨可能成为未来开展"个体化综合诊疗"的基础。

（二）基因检测有哪些临床意义呢？

1. 筛选出携带遗传突变的高危人群，有目的地进行早癌筛查，做到早发现，早治疗。

一项针对胰腺癌患者的大型研究发现，胰腺癌大约有 10% 是由遗传基因突变引起的，有胰腺癌家族史的人群罹患胰腺癌的概率较正常人高 6.8 倍。在已经发现的与胰腺癌遗传突变有关的基因中，BRCA1 和 BRCA2 遗传突变是家族性胰腺癌最常见的原因，约有 6% 的胰腺癌患者是因为 BRCA1 或 BRCA2 遗传突变致病。

多项临床研究显示，携带 BRCA1/2 基因突变的女性患乳腺癌、卵巢癌、输卵管癌、胰腺癌等恶性肿瘤的风险增加，而男性罹患乳腺癌、前列腺癌、胰腺癌的风险也增加。因此，通过对胰腺癌患者进行基因检测，筛选出携带 BRCA1/2 基因突变的患者，指导这部分患者的亲属进行特定肿瘤早期筛查，可以早期发现肿瘤，有效改善预后。

2. 指导患者个体化精准药物治疗，提高治疗效果，延长生存期。

通过基因检测可以为部分患者筛选出有意义的治疗靶点。不同的基因突变适用不同的靶向药物，就像一把钥匙对应一把锁，通过基因检测可以明确突变靶点，从而选用最适用的靶向药物。对于一些尚处于临床研究中的靶点，可以通过基因检测明确是否可以参加新药临床试验，为患者制订个体化方案，使患者从靶向治疗中获益。美国的一项研究表明，至少有 26% 的胰腺癌患者存在可干预的突变，而针对这些突变使用匹配的靶向药可使患者获得明显的生存获益。

在化疗药物的选择方面，研究表明，携带 BRCA1/2 基因突变的患者对铂类药物更加敏感，根据基因检测结果进行含铂方案的个体化化疗可以提高治疗疗效。

关于靶向药物的选择，近年来的研究显示，携带 BRCA1/2 基因突变的患者在接受含铂方案的药物化疗 16 周后仍无进展的，可以采用 PARP 抑制剂奥拉帕利单药进行维持治疗，延长该部分患者的无进展生存期。基于此，2020 年的 NCCN 和 CSCO 指南中，将 PARP 抑制剂奥拉帕利作为 IA 类推荐用于携带 BRCA 基因突变转移胰腺癌患者的维持治疗，奥拉帕利也成为首个获批的基于生物标记物的胰腺癌靶向药，并由此开启了晚期胰腺癌维持治疗的新纪元。在胰腺癌中已有临床证据的治疗靶点还有 BRAF、NTRK、ALK、ROS1、Her-2 等，若存在这些基因突变则可以采用相应的靶向药物治疗。虽然总体上胰腺癌中这些靶点的突变频率不高，但是相信在不久的将来，更多的胰腺癌患者会从靶向治疗中获益。

除了靶向治疗，基因检测对筛选免疫治疗获益人群也有重要意义。微卫星不稳定（MSI-H）、高突变负荷（TMB-H）和错配修复缺陷（dMMR）等，被认为是免疫治疗可能获益的标志，而帕博利珠单抗已经被 NCCN 和 CSCO 指南推荐用于 MSI-H 或 dMMR 的晚期胰腺癌患者的一线、二线治疗。NCCN 指南也明确指出，TMB-H 的患者更能从免疫治疗中获益。免疫组化中 PD-L1 阳性比例高也是免疫治疗可能获益的一个标志。

（三）哪些标本可以做基因检测？

进行基因检测的最佳标本是手术切除标本，标本量大，结果可靠。但是大多数胰腺癌患者确诊时已是晚期，没有手术机会。对于这部分患者，可以行无痛超声胃镜下胰腺穿刺获取穿刺标本，这样获取标本的方式创伤小，但是存在标本量少，有时需要重复穿刺的缺陷。

对于标本的年限，理论上越早越好，具体时间没有定论，跟蜡块的制作水平、保存水平、标本量等都有关系。一般我们建议使用 2 年之内的标本，因为时间放得越久，DNA 降解的可能性越高，提取 DNA 的难度越高。

对于实在无法获取组织标本的患者，也可以从外周血或者胸腹水等体液中获取肿瘤 DNA 进行检测，虽然这种检测方法创伤小，但是假阴性概率较高，仅推荐用于无法获取组织标本的患者。

（四）基因检测一次就够吗？

肿瘤在发生发展以及治疗的过程中，其基因谱是不断变化的，而原来治疗有效的靶点可能因为出现新的突变而发生耐药。因此，在肿瘤复发或耐药后，获取新发肿瘤组织的标本进行再次基因检测，获得新的突变信息也尤为重要。

基因检测作为精准治疗的基础在肺癌、乳腺癌的治疗中已取得了重大成效，其在胰腺癌中的应用也有很大的潜在价值。虽然研究发现了大量与胰腺癌相关的突变基因，但目前临床上的应用还十分有限。相信随着多项研究的不断深入，让胰腺癌精准化、个体化治疗的时代会早日到来，胰腺癌病友们用上"特效药"的日子也将为时不远。

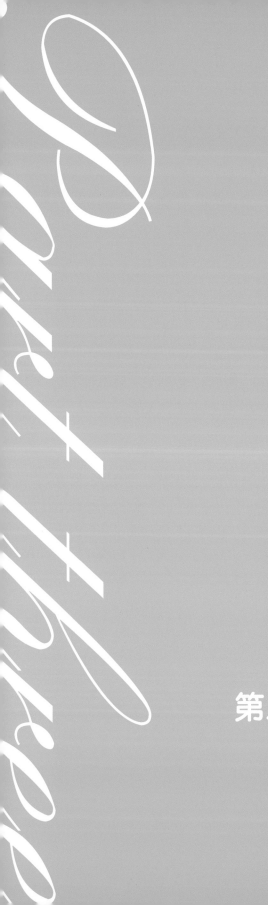

第三部分　临床治疗

一、什么是胰腺癌的临床分期和可切除性评估？不同分期的治疗原则是怎样的？

胰腺癌患者有的采用手术治疗，有的采用化疗，有的采用放疗，有的采用中药治疗。不同的患者所采用的治疗方案会不一样，为什么呢？主要是因为各个患者肿瘤大小、浸润、转移的情况不同。在临床上，医生会在患者确诊肿瘤后先进行临床分期，再根据分期决定治疗方案。因此，临床分期对肿瘤的诊治具有关键作用，下面我们来谈谈胰腺癌的分期。

（一）什么是肿瘤的临床分期？

临床分期是指通过各种临床检查、影像学检查等，评估原发肿瘤的大小、浸润范围、有无区域淋巴结转移以及是否有远处转移，对患者的肿瘤做出的分期判断。临床分期是制订治疗计划的基础，只有准确地进行临床分期，才能制订出恰当的治疗方案。例如，决定治疗方案时医生会根据临床分期考虑先手术还是先化疗。如果首选手术治疗，还需要考虑选择什么样的手术方式更适合患者。由于胰腺癌病情的复杂性，NCCN 指南建议在开始治疗前，需在胰腺癌患者就诊量大且经验丰富的医院接受充分合理的检查后，由不同专业的多学科医生会诊（外科、肿瘤科、消化科、影像科、病理科、介入科、放疗科等专业的医师），经 MDT 多学科团队讨论，再进行胰腺癌的综合诊治。MDT 讨论需贯穿患者诊治的全过程。

（二）什么是胰腺癌 TNM 分期？

国际抗癌联盟（UICC）和美国癌症联合委员会（AJCC）都建议根据肿瘤在 TNM 三个方面的评价结果对恶性肿瘤进行分期。该分期包括根据影像学检查结果判定的临床分期（cTNM 分期）和依据手术后病理检查结果判定的病理分期（pTNM 分期）。其中 T 是指原发肿瘤，N 是指是否有区域淋巴结转移，M 是指是否有远处转移。随着医学发展的变化，每隔 6~8 年 UICC/AJCC 会对肿瘤的分期标准进行一次修订。目前临床常用的胰腺癌分期标准是 2017 年第 8 版的 AJCC 分期。胰腺恶性肿瘤的 TNM 分期在表 2-6-1 中已介绍了。这里再介绍一下胰腺癌 TNM 总分期（表 3-1-1）。

表 3-1-1 胰腺癌 TNM 总分期

转移情况	M0（没有远处转移）			M1（有肝、腹膜、肺等远处转移，包括远处淋巴结转移）
原发肿瘤 T	N0（无淋巴结转移）	N1（扩散到 1~3 个附近淋巴结）	N2（扩散到 4 个或更多的附近淋巴结）	
T1（肿瘤局限于胰腺内，小于 2cm）	ⅠA	ⅡB	Ⅲ	Ⅳ
T2（肿瘤局限于胰腺内，大于 2cm 但不大于 4cm）	ⅠB			
T3（肿瘤大于 4cm，已经生长入胰腺周围组织，但还没有长入大血管）	ⅡA			
T4（癌细胞已经生长进入附近大血管）	Ⅲ			

（三）胰腺癌可切除性的评估

胰腺癌的手术是普外科里最难的，被称为是普外科的"珠穆朗玛峰"，其主要原因就是胰腺肿瘤经常包绕着周围的大血管生长，而这增加了手术的难度，导致无法行根治性切除手术。因此，除了我们前面讲的 TNM 分期以外，临床医生更常用的胰腺癌分期方法，是根据是否可以通过手术切除以及在何处扩散，将其分为可手术切除的胰腺癌、交界可切除的胰腺癌、不可手术切除的胰腺癌（包括局部晚期胰腺癌，以及晚期/转移性胰腺癌）。能否手术切除主要看肿瘤与周围动脉和静脉的关系，具体情况如表 3-1-2 所示。总体而言，最终能手术切除的胰腺癌不到所有胰腺癌的 15%，这包

表 3-1-2　胰腺癌可切除性的影像学评估

胰腺癌可切除性的影像学评估		
可切除状态	动脉	静脉
可切除胰腺癌	肿瘤未触及腹腔干、肠系膜上动脉或肝总动脉	肿瘤未触及肠系膜上静脉或门静脉，或有触及但未超过180°，且静脉轮廓规则
交界可切除胰腺癌	胰头和胰颈部肿瘤：肿瘤触及肝总动脉，但未累及腹腔干或左右肝动脉起始部，可以被完全切除并重建；肿瘤触及肠系膜上动脉，但没有超过180°；若合并动脉解剖变异如副肝右动脉、替代肝右动脉、替代肝总动脉等，应注意明确是否受累及受累范围，可能影响手术决策	胰头和胰颈部肿瘤：肿瘤触及肠系膜上静脉或门静脉超过180°或触及范围虽未超过180°，但静脉轮廓不规则或存在静脉血栓，切除后可行静脉重建；肿瘤触及下腔静脉
	胰体/尾部肿瘤：肿瘤触及腹腔干未超过180°；肿瘤触及腹腔干超过180°，但未触及腹主动脉，且胃十二指肠动脉未受累（有学者认为这种情况属于局部进展期范畴）	胰体/尾部肿瘤：肿瘤触及脾静脉门静脉汇入处，或门静脉左侧有触及但未超过180°，静脉轮廓不规则；受累血管可完整切除，其远近端可行安全重建；肿瘤触及下腔静脉
不可切除胰腺癌局部进展期	胰头和胰颈部肿瘤：肿瘤触及肠系膜上动脉超过180°；肿瘤触及腹腔干超过180°	胰头和胰颈部肿瘤：肿瘤侵犯或栓塞（瘤栓或血栓）导致肠系膜上静脉或门静脉不可切除重建；肿瘤大范围触及肠系膜上静脉远侧空肠引流支
	胰体/尾部肿瘤：肿瘤触及肠系膜上动脉或腹腔干超过180°；腹腔干及腹主动脉受累	胰体/尾部肿瘤：肿瘤侵犯或栓塞（瘤栓或血栓）导致肠系膜上静脉或门静脉无法重建
不可切除胰腺癌合并远处转移	远处转移（包括切除范围以外淋巴结转移）	远处转移（包括切除范围以外淋巴结转移）

括可手术切除的胰腺癌和一部分交界性可切除胰腺癌；85%以上的胰腺癌都不可手术切除。

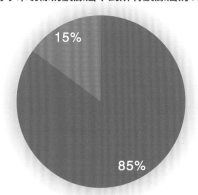

图 3-1-1　可手术切除的胰腺癌比例

胰腺癌的可切除性评估标准是基于 CT、MRI 等影像学检查结果，仅从局部解剖学层面评估的，临床上还应结合其他生物学标准如肿瘤标记物、PET-CT 及患者一般情况等综合判断。

（四）不同分期胰腺癌的治疗原则是怎样的？

1. 早期 / 可切除胰腺癌

通过影像学检查，判断肿瘤可根治切除的标准是无远处转移，肿瘤未浸润动脉（腹腔干、肠系膜上动脉或肝总动脉），且肿瘤未浸润肠系膜上静脉和门静脉，或紧贴肠系膜上静脉和门静脉未超过周径的 180° 且轮廓正常。

对于体能状态良好，无高危因素的患者，首先推荐行根治性手术，术后行辅助化疗。辅助放疗目前存在争议，缺乏高级别循证医学证据。

对于因医学、患者自身意愿或高龄等原因不能耐受手术或不适合手术的患者，以姑息化疗及最佳支持治疗为主，可以考虑减症放疗或根治性放疗。

2. 交界可切除胰腺癌

对于交界可切除的胰腺癌患者，直接手术可能导致切缘不净，术后复发转移的风险较高。近年来的研究提示，新辅助化疗、放化疗可以提高该部分患者的 R0 切除率，降低术后的复发转移率，改善患者的无病生存期和总生存期。但是因为目前尚缺乏大型临床研究数据，缺乏高级别的循证医学依据，所以新辅助治疗方案的选择尚无标准，因此指南建议积极开展多中心大样本的临床研究。

指南指出，若交界可切除的胰腺癌患者有如下四个因素，则建议行新辅助治疗：①肿瘤体积较大；②肿瘤周围肿大的淋巴结较多；③血清肿瘤标记物显著增高；④近期出现明显消瘦或者疼痛明显。

对体能状况良好的患者，推荐采用 2~4 个周期的联合化疗方案进行术前新辅助治疗后再行手术切除。通过新辅助治疗仍不能手术切除或不能耐受手术的患者，继续采用晚期胰腺癌的一线化疗方案，不能耐受或不愿接受全身化疗的患者，也可行选择性动脉灌注化疗。

3. 局部晚期胰腺癌

局部晚期胰腺癌的标准是：①肿瘤无远处转移；②肿瘤侵犯肠系膜上动脉超过周径的 180°；③肿瘤侵犯腹腔干超过周径的 180°；④肿瘤侵犯肠系膜上动脉空肠分支。

对于全身状况良好的局部晚期胰腺癌，建议采用序贯放化疗或同步放化疗，以缓解症状，提高局部控制率，延长患者总生存时间。

近年来，随着系统性药物治疗的进展，部分局部晚期胰腺癌患者可以通过放化疗转化治疗使病灶缩小从而获得手术切除的机会。对于局部晚期胰腺癌患者，转化治疗后若出现以下情况：①肿瘤缩小达到 PR 或 SD（缩小）；② CA19-9 水平下降 50% 和临床症状明显改善（即体能评分、疼痛、体重/营养状态的改善）；③ PET-CT 代谢值下降 30% 以上，经 MDT 讨论后，认为有手术机会者，可考虑手术探查及切除。对于转化治疗后，仍不能切除或体能状态较差的患者，转入晚期姑息治疗。

4. 转移性胰腺癌

化疗目前仍是晚期胰腺癌治疗的基石。以化疗为基础的系统性药物治疗有利于减轻症状、延长生存期、提高生活质量。另外建议患者行肿瘤组织基因检测，寻找可能获益的靶向治疗药物。对于寡转移灶或引起症状的转移病灶，可在化疗的基础上联合局部放疗或者射频消融等其他微创治疗。对于肝肺转移的患者，在全身肿瘤控制良好的情况下，可对转移灶选择性进行肝动脉栓塞化疗、射频消融等介入治疗。

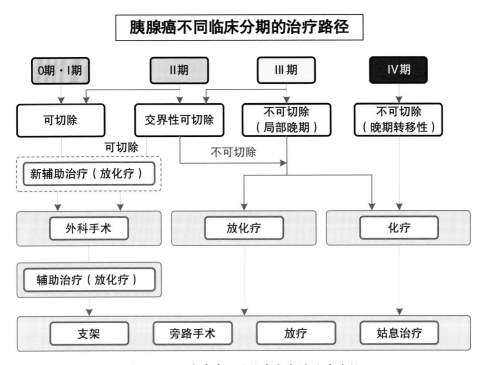

图 3-1-2　胰腺癌不同临床分期的治疗路径

二、哪些胰腺癌患者适合手术切除？手术方式有哪些？手术前准备什么？手术后注意什么？

（一）哪些胰腺癌患者适合手术切除？

目前，根治性手术切除仍然是唯一可能治愈胰腺癌的方法，任何胰腺癌患者都应该争取做根治性手术的机会。但胰腺解剖位置特殊，早期症状不明显，因此诊断十分困难；加之胰腺癌恶性程度高、进展快等特点，临床上只有 15% 左右的患者在确诊时具有根治性手术切除的机会。标准包括：①肿瘤无远处转移；②无重要血管的侵犯；③患者一般情况良好（包括体力状态、营养状态等）；④各器官功能可以耐受手术创伤。若是以上标准的癌症，在临床上被称为可切除胰腺癌。针对患有此类癌症的患者，可采用先行手术切除，再行术后辅助化疗的策略，有希望达到最佳的治疗效果。

另外有部分患者初诊时肿瘤具有以下特点：第一，无远处转移；第二，已有不同程度的血管侵犯，虽有切除的机会但难以达到根治；第三，虽然属于上述可切除胰腺癌，但患者有以下高危险因素：①肿瘤标记物有异常的升高；②肿瘤较大；③有明显淋巴结转移；④有明显的疼痛和消瘦。具有上述特点的癌症，在临床上被称为交界可切除胰腺癌。对于患有此类癌症的患者，若直接行手术治疗，很有可能导致肿瘤细胞的残留，术后短期内就会出现肿瘤的复发或转移。因此，目前推荐采用先行化疗（或联合放疗），再行手术切除的策略，即新辅助治疗。这样就能增加根治性切除肿瘤的机会，降低术后短期内复发转移的风险，提高胰腺癌的治疗效果。

除了可切除以及交界可切除外，还有部分患者的病情更严重：①肿瘤已完全侵犯血管或周围脏器，根本无法达到根治性切除；②还没有远处转移，对这类癌症我们称之为局部晚期胰腺癌。对患有此类癌症的患者可借鉴新辅助治疗的方法，先尝试进行化疗或联合放疗（也可联合免疫治疗），称为转化治疗。有研究报道，其中约三分之一的患者在经过转化治疗后可达到行根治性切除的标准，再结合术后的辅助治疗，可以达到较好的疗效。

另外，有部分远处转移病灶较少（称为寡转移）的患者，例如合并有肝脏、肺孤立转移的患者，经过转化治疗后，转移灶如能稳定、缩小甚至消失，也具有根治性手术切除的机会。目前研究认为，即使是已经出现远处转移的胰腺癌患者，也不代表完全失去了手术切除的机会。对于这些患者，建议前往大的胰腺中心进一步进行评估和治疗。

（二）胰腺癌的手术方式有哪些？

胰腺癌手术主要根据肿瘤的位置、大小、血管的侵犯、周围脏器的侵犯等因素采取不同的手术方式，主要分为以下几种：

（1）标准的胰十二指肠切除术（PD，也简称 Whipple 手术）。肿瘤位于胰腺头部、颈部以及部分体部。切除范围包括：部分胰腺、十二指肠、部分胃，以及胆囊、远端胆管、部分近段空肠，肿瘤周围的淋巴和神经组织。如合并有血管和周围脏器的侵犯，则行相应的切除重建。血管的重建方式根据切除的范围可以采取直接端端吻合、自体血管重建或人工血管架桥。

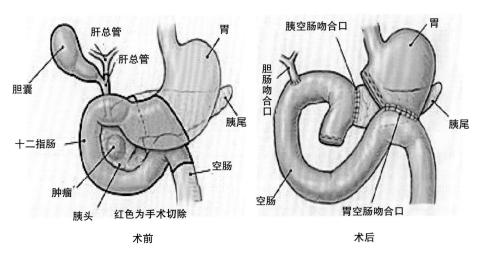

图 3-2-1　Whipple 手术示意图

（2）保留幽门的胰十二指肠切除术（PPPD）：肿瘤位于胰腺头部、颈部以及部分体部，且肿瘤较小、未侵犯幽门及十二指肠球部，同时幽门周围无淋巴结转移。切除范围包括：部分胰腺、十二指肠、胆囊、远端胆管、部分近段空肠，以及肿瘤周围的淋巴和神经组织。合并血管和周围脏器侵犯时的手术方式同 PD。该术式较 PD 可更好地提高患者的营养状态及远期生活质量。

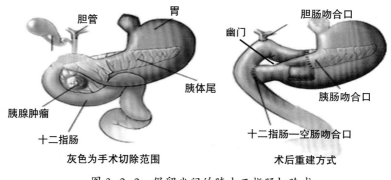

图 3-2-2　保留幽门的胰十二指肠切除术

（3）胰体尾癌根治术（RAMPS）：肿瘤位于胰腺体尾部。切除范围包括：胰腺体尾部、脾脏、后腹膜组织（可包括左侧肾上腺），以及肿瘤周围的淋巴和神经组织。如合并有血管和周围脏器的侵犯，则行相应的切除重建。血管的重建方式同 PD。

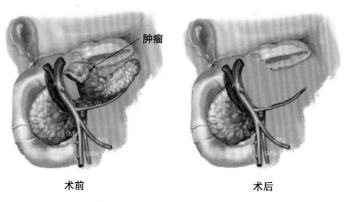

图 3-2-3　胰体尾癌根治术

（4）**全胰腺切除术（TP）**：肿瘤主要位于体部，且无论行 PD 或 RAMPS 手术均无法达到根治性切除时，可考虑行 TP，或肿瘤弥漫性生长，累及大部分胰腺时，也需行 TP 术。切除范围包括：全部胰腺、十二指肠（或者联合部分/全胃切除）、胆囊、远端胆管、部分近段空肠、脾脏，以及肿瘤周围的淋巴和神经组织。如合并有血管和周围脏器的侵犯，则行相应的切除重建。血管的重建方式同 PD。

（5）**其他术式**：部分局部进展期胰腺癌患者，经转化治疗后仍无法行根治性切除时，可考虑行纳米刀消融术，从而达到局部控制肿瘤的目的。部分合并有胆道梗阻和消化道梗阻的胰腺癌患者，虽无法行根治性手术切除，但可行姑息性短路手术（即胃肠短路和胆管 – 空肠短路）解除梗阻，从而改善患者生活质量，并为后续全身系统治疗创造条件。

（三）胰腺癌手术前要做哪些准备？

胰腺癌手术均为腹部外科里复杂的手术，对患者全身各方面的要求较高，因此，充分的术前准备可提高患者对手术的耐受性，减少术后并发症的发生，促进患者术后的康复，具体包括以下几个方面：

（1）术前合并黄疸且达到减黄指征时，需先行引流减黄，且大部分患者需同时行胆汁回输联合肠内营养支持治疗。

（2）术前戒烟戒酒。

（3）术前需重视血糖监测，如合并有糖尿病，需积极控制血糖。

（4）术前若合并有心肺肾等重要脏器的基础疾病，需积极治疗。

（5）术前咀嚼口香糖，促进术后肠道功能的恢复。

（6）术前需加强体力锻炼。

（7）术前加强呼吸功能锻炼，如吹气球等。

（8）术前有营养风险的患者，需行营养支持治疗。

（9）合并梗阻性黄疸患者术前需口服益生菌。

（10）充分的心理准备，要有战胜疾病的信心。

（四）胰腺癌手术后需注意哪些事情？

胰腺癌手术作为腹部外科里最为复杂的手术之一，对患者的体力、营养、胃肠道功能、内外分泌功能、心理等各个方面都有着明显的影响。因此，在患者的术后康复及后续治疗过程中都有一些重要的注意事项，具体包括以下几个方面：

（1）术后需早期下床活动。

（2）术后早期即可按照要求饮水及进食。

（3）术后早期需详细记录患者的尿量及排便次数。

（4）术后需仔细保护腹腔各引流管道。

（5）术后及出院后的饮食要求需严格遵守医嘱及出院小结内的要求。

（6）充分的心理准备，即使出现并发症或恢复时间较长，仍需有战胜疾病的信心。

（7）术后及出院后需密切监测及控制血糖。

（8）部分携带引流管出院患者需仔细保护管道，并准确记录每日引流量及性状，并定期完善相关检查。

（9）所有的胰腺癌患者术后均需行辅助治疗。

（10）所有的胰腺癌患者术后均需定期进行随访。

健 康 小 贴 士

（1）只有早期的胰腺癌患者才适合做根治性手术，大概占所有胰腺癌患者的15%。若已经有重要血管被侵犯或者远处转移则不适合直接行手术切除。

（2）胰腺癌的手术会根据肿瘤的位置采取不同的切除方式。

（3）对于有高危因素的可切除/交界可切除胰腺癌患者，建议先行新辅助化疗+/-放疗后再进行手术。

（4）局部晚期胰腺癌患者通过化疗序贯放疗的转化治疗后，可能有再次手术R0（切除后显微镜下无残留肿瘤）切除的机会。

三、什么是胰腺癌寡转移？胰腺癌同时性寡转移怎么治疗？胰腺癌异时性寡转移怎么治疗？

（一）什么是寡转移？

寡转移的概念最早于 1995 年由美国芝加哥大学的两位教授提出，是指转移性病灶局限于一个器官（如肝脏），且负荷极低，可与原发灶同时完全切除。它是一种肿瘤从局限性原发病灶到发生广泛转移之间的中间阶段。这样的中间状态提示此时肿瘤的生物侵袭性还较为温和，代表一种潜在可治愈的状态。对处于肿瘤寡转移阶段的患者来说，治疗目标是通过采取局部治疗与全身治疗相结合的方式，使患者达到无疾病的状态。

（二）胰腺癌寡转移的定义

寡转移灶的定义目前广泛应用于肺癌、乳腺癌和结直肠癌等实体肿瘤中，是指肿瘤的转移病灶≤ 5 个，而胰腺癌寡转移的定义仍然存在争议。例如胰腺癌肝脏的寡转移，生物学行为恶性程度高，预后不良，因此大多数文献定义为：如果是肝脏的单个转移灶，那么转移病灶直径要≤ 5 厘米；如果是多个病灶的转移，那么每个病灶的直径≤ 3 厘米，且肝脏转移灶数量≤ 3 个。有研究指出，仅凭转移灶大小及数目不足以定义胰腺癌寡转移，还应考虑肿瘤的生物学行为等。有国外研究专家提出胰腺癌合并同时性肝脏寡转移的标准为：

（1）转移灶局限于单器官数目≤ 4 个；

（2）肿瘤标记物 CA19-9 小于 1000U/mL；

（3）肿瘤在一线化疗方案治疗后经评估呈稳定或缓解状态。

满足以上标准的病人可从多模式治疗包括手术治疗中获益。

（三）胰腺癌同时性寡转移的治疗原则

肝脏是胰腺癌最常见的远处转移器官，胰腺癌肝转移一直属于胰腺癌手术治疗的绝对禁忌证。对于初始可切除的胰腺癌同时伴有肝转移的情况，多项研究表明做同步的切除不能给病人带来生存获益，因此在目前的指南中并不推荐对这类初始可切除病灶做肝脏转移灶和胰腺原发病灶的同步切除。

近年在多学科团队（multidisciplinaryteam，MDT）诊断与治疗模式下，胰腺癌的治疗理念与策略均有较大进展，但尚无明确的胰腺癌合并寡转移的手术指征，如何筛选手术获益的病人是目前研究的热点与难点。

一些回顾性研究指出，部分经高度选择的胰腺癌合并寡转移患者可能从手术中获益，且先行术前系统化疗的患者预后好于直接进行手术治疗者。在缺乏有效判断肿瘤生物学行为手段的前提下，术前全身系统性药物治疗一方面可以通过缩小肿瘤病灶、降低区域淋巴结的阳性率来提高 R0 切除率，一方面能减少潜在的微小转移病灶，从而减少术后的转移和复发率。另一方面，在术前肿瘤的血供没有被手术破坏，化疗可以得到较好的疗效，有利于及时评估肿瘤对化疗药物的敏感性，便于术后对化疗方案进行调整。

最重要的是，全身系统性药物治疗有助于筛选出相对惰性的病例，对于这部分患者再进行手术治疗效果较好。而对全身系统性药物治疗反应不佳、肿瘤进展较快的患者，则不适于行根治性手术。经过全身系统性药物治疗后，若患者血清肿瘤标记物显著下降、影像学评估原发灶与转移灶均显著缩小，转移癌局限于肝脏且负荷极低，患者体能状况良好可耐受手术，就可尝试行手术治疗，争取根治性切除原发灶及转移灶的机会。

因此对于明确诊断为胰腺癌合并同时性肝脏寡转移的患者，应首先行全身系统性治疗。经多学科 MDT 讨论，评估病人一般情况及体能状态，结合影像学检查、肿瘤组织基因检测等综合因素选择治疗方案。术前系统性治疗的周期及治疗后的手术时机目前并无定论，有专家推荐至少 2~4 个周期的术前系统性治疗后再评估疗效。对于系统性治疗有反应的患者，手术时机通常选择在治疗结束后 4 周到 8 周，以避免肿瘤进一步发展和化疗带来的局部纤维化使手术难度增加。

（四）胰腺癌异时性寡转移的治疗

对胰腺癌根治术后伴异时性肝脏寡转移的患者，目前治疗策略尚无共识，在是否手术治疗的问题上存在争议的。有研究表明，胰腺癌异时性肝转移如果能够手术切除是可以提高生存期的。在一项胰腺癌异时性肝转移的研究中，行肝转移灶切除后平均无病生存期达到 21 个月，远超非切除组的 3 个月，这表明此时手术治疗仍然具有重要的意义。Mitsuka 教授等总结的胰腺癌术后肝转移手术治疗指征为：

（1）仅发生肝转移；

（2）转移病灶数目 ≤ 3 个；

（3）观察 3 个月无新发转移灶；

（4）胰腺癌术后肝转移切除后再发肝转移，手术指征同第一次，但要求前一次手术后的无复发时间 ≥ 12 个月。

对胰腺癌肝脏的异时性寡转移，可通过全身系统性药物治疗高度选择部分患者尝试手术治疗。

肺是胰腺癌另一个常见的远处转移器官。患者在初次胰腺手术和肺部复发之间一般有较长的间隔。值得注意的是，对任何转移性胰腺癌患者来说，原发胰腺肿瘤切除后肺部转移与至少五年的长期生存最为相关。因此，与合并其他远处转移的患者相比，胰腺癌合并肺寡转移的患者生存期更长，更有可能从手术治疗中获益。既往研究表明，肺转移灶切除术治疗胰腺癌肺寡转移是安全有效的，与未接受手术治疗的患者相比，经过高度挑选、对系统性药物治疗有良好反应并接受了手术治疗的患者的中位生存期显著改善。目前为止，对胰腺癌合并同时性肺转移的患者，还没有关于肺转移灶切除和胰腺切除同时进行的研究发表，但胰腺癌根治术后行肺转移灶切除的成功案例表明，完全切除原发肿瘤和肺转移瘤是可能的。总之，对于身体状况可耐受且肿瘤对系统性药物治疗有良好反应的患者，在胰腺癌根治切除术后推荐对肺寡转移灶进行手术切除，转移灶切除与胰腺手术间隔时间越长，患者的预后越好。

此外，对于胰腺癌根治术后难以耐受肝脏、肺转移灶切除术或者存在其他手术禁忌证的患者，可考虑行转移灶放疗、射频消融等局部治疗。

（五）胰腺癌合并寡转移治疗的未来展望

综上所述，胰腺癌合并寡转移的全身系统性药物治疗和外科治疗在技术方面安全可行，但对病人的预后改善作用仍然有待临床研究证实，需要开展高质量的临床研究，在全身系统性药物治疗的基础上，寻找出筛选优势人群的量化标准，客观评价联合同时及异时性寡转移病灶切除的临床意义。

四、微创胰腺癌切除手术有哪些优缺点?

微创胰腺手术目前包括腹腔镜手术和机器人辅助胰腺手术(俗称达·芬奇手术机器人），是随着微创技术发展而新出现的手术方式。和传统的开放手术相比，这两项技术的优点都是伤口小、术后恢复快。微创手术在肿瘤切除率方面能否与开放手术达到相同的效果呢? 我们来一一叙述。

（一）腹腔镜手术的原理和特点

腹腔镜手术是指利用腹腔镜及其相关器械进行的手术。首先通过腹部体表小切口将腹腔镜镜头置入腹腔内，充入二氧化碳使腹腔膨隆、采用冷光源进行照明，运用数字摄像技术将腹腔镜镜头拍摄到的图像实时显示在专用监视器上。随后手术医生通过监视器屏幕上所显示病人腹腔内病变不同角度的图像，对病人的病情进行分析判断，并且操作腹腔镜器械进行手术。腹腔镜手术最初用于妇产科手术，后逐步扩展至泌尿科、普外科手术领域。

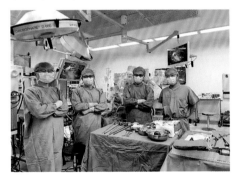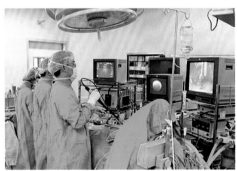

图 3-4-1　医生在做腹腔镜胰腺肿瘤切除术

（二）机器人辅助手术的原理和特点

机器人手术并不是指由机器人代替医生为病人做手术，而是在腹腔镜手术的基础上，医生远程控制机械臂来完成手术。机器人手术与腹腔镜手术的主要不同在于：手术机器人系统输出裸眼立体图像，并且较腹腔镜系统的图像放大更高倍数；手术机器人系统的机械臂可在多个维度上进行大角度旋转，因此较腹腔镜器械更为自由灵活。但是，由于需要专门的手术机械臂系统，因此机器人手术的普及率要远低于腹腔镜手术，并且机器人手术费用也更为高昂。早期手术机器人主要用于腹部外科，用于一些比较简单的手术，并没有表现出比腹腔镜手术更明显的优势，因而未推广应用。近年来，随着手术机器人在其他外科领域的成功应用，其在腹部外科的研究和应用又重新活跃起来。

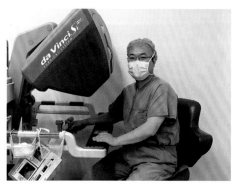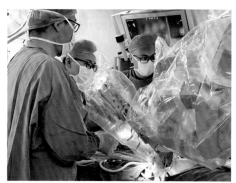

图 3-4-2　医生采用达·芬奇手术机器人做手术

（三）微创手术在胰腺肿瘤中应用的情况

胰腺位于腹腔深部，周围被血管和其他脏器包绕，因此微创胰腺手术在手术发展历史上要晚于微创胆囊、胃肠和肝脏手术。随着监视器清晰度的升级以及手术器械的优化，微创手术方式已能实现大部分胰腺外科手术，并且在胰腺良性疾病手术领域获得了更多的专业认同。目前，在大多数大型胰腺手术中心，微创和开腹胰腺手术在技术上都较为成熟，术前和术后的医疗管理和护理措施也基本相同。两者术后均能早期活动和进食，术后恢复速度也相近。总体而言，微创手术的优势在于体表切口小、对腹腔脏器扰动少、病人术后舒适度高；而开腹手术在切除范围广、手术步骤多、手术风险高的情况下更具优势。

五、哪种类型的胰腺癌患者适合做微创切除手术?

胰腺癌是一种高度侵袭转移性癌症，目前缺乏早期筛查的手段。除了极少数体检时偶然发现的胰腺癌以外，大多数胰腺癌在出现症状就医时已经处于中晚期，失去了手术切除的机会；即使是早中期的胰腺癌，术后局部复发和远处转移率也比胃肠、肝脏肿瘤更高。以上因素导致了胰腺癌整体疗效差，需要在早期筛查、系统治疗方面进行更多的开发与研究。

在胰腺癌手术领域，如何通过系统治疗使得更多的中晚期胰腺癌病人重新获得外科手术的机会，以及如何筛选外科手术病人、提高早中期胰腺癌手术疗效，是目前两大关键问题。相对上述这些主要问题，微创或开腹手术的选择就是比较次要的问题。

通常情况下，对于肿瘤较小、没有侵犯血管的早期胰腺癌，医生会更多考虑微创手术。对于肿瘤突破胰腺包膜、侵犯血管、新辅助转化后等手术风险较高的胰腺癌病例，医生会选择开腹手术。腹腔镜和机器人辅助胰腺癌根治术应由经验丰富的外科医生有选择性地开展。另外，手术方式的选择还涉及病人体质、心肺功能、肥胖程度、经济费用等诸多因素。总之，微创和开腹胰腺癌切除手术各有所长，选择哪种手术方式主要取决于医生对手术指征的把握，即对肿瘤病情分期、病人身体状态、外科技术可及性这三者综合评估后决定，所谓"一人一策"。

微创胰腺手术在过去10年内发展迅速，其长期结果需要进行持续地、无偏见地评估，并针对其暴露的问题进一步研究。由于胰腺器官的特殊性，胰腺术后较高的并发症（胰瘘，感染，胃排空延迟等）发生率是微创和开腹胰腺手术都需要面对的问题，也是胰腺外科医生不断发展新技术、新方法、新策略的源动力。目前就病人个体而言，"合适的"才是"最优的"，而且最优也并不是固定的。在未来较长的一段时间内，开腹、腹腔镜和机器人手术都将同时存在，并且都在各自的赛道上持续发展进步。

六、胰腺癌患者都需要化疗吗？如何选择化疗方案？

作为"癌中之王"，胰腺癌的全球总体发病率和死亡率呈逐年上升趋势，目前针对胰腺癌的主要治疗手段包括手术切除、化疗、放疗、靶向治疗、免疫治疗等，但治疗效果欠佳。因其起病隐匿，特异性症状、体征较少，仅有 15% 左右的胰腺癌患者在确诊时具有手术切除机会，且术后局部复发、转移风险很大。因此，国内外的胰腺癌诊疗指南均指出，所有的胰腺癌患者均应行术后辅助化疗。对于无法行根治性手术的患者，系统性化疗更是治疗的根本。虽然化疗不能像手术切除那样治愈胰腺癌，但对延长患者的生存期，降低复发转移风险，减轻症状，提高患者生活质量，改善预后等具有重要意义。目前，针对胰腺癌的化疗策略主要包括术后辅助化疗、新辅助化疗、局部进展期不可切除或合并远处转移患者的系统性化疗等措施。

（一）胰腺癌术后辅助化疗

由于胰腺的解剖结构的特殊性，导致胰腺癌术后的复发风险极高，与单纯手术相比，术后辅助化疗具有明确的疗效，可以防止或延缓肿瘤复发，提高患者术后生存率。无论是国外的 NCCN 指南还是国内的 CSCO 指南都明确指出，所有的胰腺癌术后患者均需要行术后辅助化疗。因此，对于根治术后的胰腺癌患者，如无明显化疗禁忌，均应积极实施辅助化疗，且辅助治疗开始的时间建议在术后 1 个月到 3 个月，根据患者术后恢复的情况决定，体质恢复快的建议尽早化疗。

胰腺癌的术后辅助化疗主要采用以 5- 氟尿嘧啶（5-FU）类药物或者吉西他滨为主的治疗方案，亚洲人群还可以选择具有良好耐受性和较好治疗效果的替吉奥（S-1）；体质状况好的患者建议采用两药联合治疗，体质状态略差的患者建议单药化疗。近年来，改良 FOLFIRINOX（modified FOLFIRINOX，mFOLFIRINOX）方案（5- 氟尿嘧啶 + 亚叶酸钙 + 伊立替康＋奥沙利铂）在胰腺癌术后辅助化疗的研究中也获得了阳性结果，使中位生存期达到了50.4个月，因此也被写入了治疗指南，但其毒副反应相对较大，故体质状况不佳的患者建议慎重使用。APACT研究证实，采用白蛋白紫杉醇＋吉西他滨的方案做辅助化疗可以延长胰腺癌根治术后的总生存期。术后辅助化疗一般行6~8个周期，总疗程24周。若患者术前已行新辅助治疗，术后辅助化疗的方案则参考新辅助治疗的效果执行。

（二）可切除或临界可切除胰腺癌的新辅助化疗

因为胰腺癌术后复发转移率高，所以目前越来越多的研究在探索新辅助治疗的价值，也就是说先接受几个周期的化疗，或者化疗序贯放疗，然后再行手术，这样可以提高手术的R0切除率，降低术后复发转移的风险。对于可切除、交界可切除的胰腺癌患者，如果确诊时存在胰腺原发肿瘤较大、血清CA19-9水平较高、淋巴结广泛转移以及严重消瘦、疼痛等高危因素，建议积极开展新辅助治疗。对于体能状态较好的患者可考虑FOLFIRINOX方案（5-氟尿嘧啶＋亚叶酸钙＋伊立替康＋奥沙利铂）或者AG（白蛋白结合型紫杉醇＋吉西他滨）方案序贯放疗。而对于体能状态较差的患者，可考虑以吉西他滨或5-FU类（如替吉奥、希罗达）为基础的单药化疗联合放疗。目前关于新辅助治疗的具体方案尚没有大样本的研究数据，因此指南中没有明确的推荐，但是各大医疗中心都在积极开展相关的临床研究。

（三）局部进展期或转移性胰腺的系统性化疗

对于晚期胰腺癌，以化疗为基础的系统性综合治疗有利于减轻症状、延长生存期、提高生活质量。一线治疗方案应根据患者体能状态选择，一般推荐体能状态较好的患者实施联合方案，而单药化疗或最佳支持治疗更适合体能状态欠佳的患者。目前一线治疗多采用AG方案、FOLFIRINOX方案，或者吉西他滨联合5-FU类（如替吉奥、希罗达）的药物。既往临床研究数据表明，FOLFIRINOX方案的缓解率及远期生存率较高，但该方案的骨髓抑制、消化道反应等相对较严重，对患者的体质状况要求更高。此外，有研究证实，存在 BRCA1/2 胚系突变的患者，一线采用含铂类药物的化疗方案更能获益，对于治疗超过 16 周后病情稳定的患者，则推荐口服分子靶向药物奥拉帕利维持治疗。

对于一线化疗药物耐药，而体能状况可耐受继续化疗的患者，则推荐行二线化疗，如脂质体伊立替康联合 5- 氟尿嘧啶及亚叶酸钙方案。此外，若患者一线化疗方案以吉西他滨为基础，二线可改为以 5- 氟尿嘧啶为基础的方案；而对于一线曾使用 5- 氟尿嘧啶类药物的患者，二线则建议选择含吉西他滨的化疗方案。对于胰腺癌三线的治疗方案，目前尚无标准，仍在积极探索中。

近年来，虽然靶向、免疫治疗等药物层出不穷，但是化疗在胰腺癌治疗中的地位仍是不可撼动的。化疗仍是胰腺癌治疗的基石，在化疗的基础上联合其他治疗措施有望进一步提高治疗效果，延长生存期。基因指导下的精准药物治疗也是治疗发展的方向。

（四）化疗要做多久？

胰腺癌患者和家属很关心的一个问题就是化疗要做多长时间。其实，不同分期患者的化疗时长是不同的。

胰腺癌患者的术后辅助化疗一般需要做 6~8 个周期，每个周期 3~4 周（不同化疗方案的周期不一样），即 21~28 天。所以，一般来说，术后辅助化疗大约半年就可以完成了。化疗期间一般每 2~3 个周期复查一次 CT 等评估治疗疗效。若病情稳定没有复发转移，化疗结束后只需要定期门诊随访了。

对于没有做根治性手术切除的晚期胰腺癌患者或者术后复发转移的患者来说，化疗的周期数要根据患者的治疗效果和身体状况来决定。一般每 2~3 个周期治疗后会复查 CT 等影像学检查评估治疗效果，若治疗有效则继续原方案治疗，若治疗效果不佳则更换其他的治疗方案，再做 2~3 个周期后复查评估。

若完成 4 个月以上的化疗后疾病好转或处于稳定状态，患者就可以进入维持治疗阶段。此时，医生会根据患者的体质状态决定继续采用原方案治疗，或者减量化疗，或者延长化疗间歇期。若患者有胚系 BRCA1/2 突变则可以服用 PARP 抑制剂奥拉帕利等靶向药物维持治疗。维持治疗期间仍要每 2~3 个月做一次影像学复查，若疾病控制良好就继续原方案治疗，若出现疾病进展则更换其他方案治疗。

化 疗 小 贴 士

（1）所有的胰腺癌患者不论何种分期都需要接受化疗治疗，即使是早期术后的患者也要做术后辅助化疗。

（2）不同分期的患者采用的化疗方案和疗程不一样，医生会根据具体病情安排治疗计划。

（3）化疗的毒副作用是可以预防和缓解的，化疗期间患者和家属应与医生充分沟通，医生会帮助患者顺利度过化疗期，所以不要"谈化色变"。

七、化疗期间有哪些不良反应呢？如何防治？

手术切除仍是治疗胰腺癌最有效最重要的手段，但大多数胰腺癌就诊时多为中晚期，手术切除率低，需要放疗、化疗等综合治疗。化疗包括术前新辅助化疗、术后辅助化疗以及晚期胰腺癌的系统性化疗，所涉及的化疗药物有：吉西他滨、伊立替康、顺铂、氟尿嘧啶、奥沙利铂、紫杉醇等。化疗药物对生长较快的细胞有很强的杀伤作用，但是生长较快的细胞不仅有肿瘤细胞，还有正常人的口腔、胃肠道黏膜上皮细胞，骨髓造血细胞、毛发的毛囊细胞等，所以化疗药物有一定的毒副反应，最常见的有消化道反应、骨髓抑制、神经毒性、口腔黏膜溃疡、过敏反应、脱发等。不过，绝大部分副反应是可以通过提前预防或后续治疗得到改善的。

1. 消化道反应

主要表现为恶心呕吐、食欲减退、腹胀、腹泻便秘等。恶心呕吐是最常见的化疗副反应，70%~80%的患者会出现恶心呕吐反应。恶心呕吐分为急性呕吐、延迟性呕吐和预期性呕吐：急性呕吐一般发生在化疗后24小时之内；延迟性呕吐一般发生在化疗24小时之后至第5~7天；预期性呕吐是发生在再一次化疗前，由于条件反射引起的恶心呕吐。

为了减轻恶心呕吐的反应，一般在化疗前常规应用格拉司琼、帕诺洛司琼等5-HT$_3$受体阻滞剂、地塞米松或NR-T受体拮抗剂等预防恶心呕吐。

化疗后的腹胀食欲减退可以服用一些胃肠动力药以及甲地孕酮等改善。

止吐药物在减轻胃肠道反应的同时也抑制了胃肠道的蠕动，因此化疗后会出现便秘，可服用胃肠动力药缓解。一般可给予乳果糖、麻仁丸、芦荟胶囊、番泻叶（泡水服用）等，可以配合开塞露纳肛使用以促进排便。饮食上可以多食用青菜、火龙果、蜂蜜、香蕉、麻油等食物改善便秘症状。

在应用伊立替康这种化疗药物的时候要注意延迟性腹泻的发生，一般在化疗后 3~7 天，可以准备 1 盒"易蒙停"，出现水样泻后首次服用 2 片，之后每 2 小时服用 1 片，直到腹泻缓解为止。但是出现腹泻时要注意检查大便常规，鉴别一下是不是合并了细菌性感染。若是细菌感染性的腹泻就不能吃易蒙停了。

2. 骨髓抑制

骨髓抑制主要表现为白细胞下降、血红蛋白下降和血小板下降。严重的白细胞下降会引起继发感染；严重的血红蛋白下降会引起心跳加快、乏力虚弱、气短眩晕等；严重的血小板减少会导致出血等风险。

化疗前后需要定期复查血常规，尤其是化疗后每周复查血常规 1~2 次。轻度的白细胞下降可以口服升白细胞药物，当白细胞下降明显时则需使用长效或者短效的升白针（一般为粒细胞集落刺激因子）。饮食上可多吃猪蹄、鳝鱼等食物，这样有助于白细胞上升。Ⅳ度白细胞减少或粒细胞缺乏即白细胞 $< 1.0 \times 10^9/L$、中性粒细胞 $< 0.5 \times 10^9/L$ 时，应入住层流病房，注意隔离和空气消毒，保护口腔及肛周黏膜，预防性应用抗生素。

轻度血红蛋白下降可给予口服铁剂、维生素、叶酸、重组人促红细胞生成素等补充造血因子，血红蛋白低于 70g/L 时需要输红细胞悬液。饮食上可多吃瘦肉、红豆、红枣等，中医药的阿胶也有一定效果。

血小板下降会导致出凝血时间延长，严重的患者有自发性出血的危险。血小板的正常值为（100~300）$\times 10^9/L$，轻度血小板下降时可以口服升血小板的药物对症治疗，如鹿血晶、红皮花生衣等。血小板 $< 75 \times 10^9/L$ 时可以使用白介素 –11（IL–11）、重组人血小板生成素（TPO）或者促血小板生成素受体激动剂（TPO–R）等。当血小板 $< 20 \times 10^9/L$ 时出血的危险性增大，常有自发性出血，表现为牙龈、口腔、皮肤等部位出血，需要预防性输入血小板。化疗中引起的严重出血并发症并不多见，有出血倾向的应及时输注血小板并使用止血药物，没有出血倾向者若血小板 $> 20 \times 10^9/L$ 时应卧床休息，避免磕碰。

3. 神经毒性

具有神经毒性的药物主要有长春新碱、长春花碱、紫杉醇、多西紫杉醇、奥沙利铂等。化疗药物引起的神经毒性主要包括中枢神经毒性、外周神经毒性和感受器毒性，最常见的为外周神经毒性，表现为手指脚趾等末梢神经麻木，腱反射消失、刺痛、皮肤蚁行感等。轻度的外周神经毒性是可以耐受的，可以服用甲钴胺等营养神经的药物，注意不要接触冷的东西。奥沙利铂的神经毒性是最常见的，使用后要注意避免接触冷水和金属，尤其在冬季应注意戴手套、戴口罩、穿厚袜等加强保暖，避免冷水洗手、漱口，不能直接碰触金属制品，如门把手和水龙头等。这种神经毒性还有累积性，随着用药次数的增多，奥沙利铂的剂量达到 1000mg 时，绝大部分患者都会出现手足麻木的症状。当神经毒性严重到影响日常生活的时候（比如双手的精细动作差或走路不稳等），应及时告知医生，医生会根据情况调整用药。

4. 过敏反应

轻度的过敏反应一般表现为皮肤的皮疹、瘙痒及一过性的畏寒发热等，可以口服皿治林、开瑞坦等抗过敏的药物，炉甘石洗剂外涂或者非那根肌内注射。

严重的过敏反应一般是静脉输注化疗药物时出现的输液反应，如使用紫杉醇引起的严重过敏反应表现为支气管痉挛、呼吸困难、荨麻疹和休克。这时应立即停药，并按过敏性休克予以抢救处理。

5. 脱发

发根也是一个生长极为旺盛的部位，因此也容易被化疗药物抑制。化疗后一旦发根被抑制，就会脱发。有的人症状比较明显，甚至眉毛、胡须、体毛都会掉光，但当化疗结束后，毛发的发根又会逐渐恢复生长。个别长出的头发还是卷发，时间久了还会变成直发。化疗时戴冰帽可以减少脱发，也可应用维生素 E 促进毛发生长，多吃黑芝麻、卷心菜等食物也能促进头发生长。

6. 口腔黏膜溃疡

化疗期间注意饭后及时清理食物残渣，勤漱口，避免用力刷牙，避免辛辣刺激性食物，少吃坚果瓜子等容易上火的食物。出现口腔溃疡后可以应用促黏膜修复的药物，如口腔溃疡贴、康复新液、粒细胞集落刺激因子及粒 – 单核细胞集落刺激因子等配成漱口水漱口。平时也可以多吃些新鲜蔬菜水果等富含维生素的食物。

7. 其他

化疗药物还会引起肝肾毒性、耳毒性、心脏毒性、第二原发癌等，还会引起皮肤色素沉着、免疫力低下、伴发带状疱疹等。有些副反应是无法避免的，在化疗期间多饮水，多排小便，可以减少肾毒性。使用胸腺肽等药物可以提高免疫力。

应用中药也可降低化疗药物的副反应。中医认为出现呕吐、反酸、嗳气、烦闷不舒，属于肝气犯胃，可用紫苏、生姜来做饭，具有疏肝理气和胃的作用。胃脘部有嘈杂感，恶心、口干咽燥，饥不思食，属于胃阴不足，应滋阴润燥。中医可应用人参、麦冬、五味子、黄精、石斛等治疗。食不下咽、面色无光、倦怠乏力，可用党参、茯苓、木香、砂仁等药物。

八、胰腺癌患者需要做放疗吗？放疗有哪些模式？

（一）胰腺癌患者需要做放疗吗？

放疗是放射治疗的简称，它利用聚焦的高能量放射线来杀死肿瘤细胞，从而使肿瘤缩小或消退。放疗与手术和化疗并称为恶性肿瘤传统治疗的三大手段。

对于胰腺癌患者而言，传统的放疗疗效不尽如人意，其主要原因在于高剂量放疗会对周围胃肠空腔脏器等敏感器官造成严重损伤，因而常用的剂量较低，治疗效果不佳。因此提高治疗区域放疗剂量的同时降低周围危险器官所受剂量是当前放疗发展的重要方向。近年来，IMRT、SBRT、TOMO 等外照射放疗技术以及放射性粒子植入术等新型放疗技术不断发展，使靶区放疗的剂量显著提高，因此局部放疗的疗效也逐渐提高。

胰腺癌需要多学科综合治疗，放疗是胰腺癌综合治疗的重要组成部分，它在不同分期的胰腺癌患者的治疗中均有所运用。其中包括：因身体原因不能承受手术或不愿接受手术创伤及风险的可切除胰腺癌患者，对交界性可切除 / 局部晚期胰腺癌术前行新辅助 / 转化治疗降期的患者，胰腺癌术后切缘不净或肿瘤残存者以及已经失去了手术机会的晚期胰腺癌患者。对于晚期胰腺癌患者出现的腹痛、腰背部疼痛或者骨转移造成的疼痛，放疗也可以起到镇痛的效果。另外，近年来的研究发现，放疗可以起到免疫增敏的作用，所以放疗与免疫治疗联合会达到 "1+1＞2" 的治疗效果。

（二）放疗有哪些模式？

1. 术前放疗

目前越来越多的研究推荐有高危因素的可切除胰腺癌患者以及交界性可切除的胰腺癌患者先接受新辅助治疗再行手术切除。另外，部分局部晚期胰腺癌患者可以通过术前的转化治疗使肿瘤缩小从而获得再次手术的机会。放疗在新辅助 / 转化治疗中的作用不断得到认可。有观点认为，在新辅助 / 转化治疗的模式中，放疗可以减少瘤体周围有活力的肿瘤细胞，从而提高手术的阴性切缘率。放疗通常在诱导化疗 2~3 个周期后与化疗同步进行。放疗模式除了常规分割放射治疗外，近几年的临床研究越来越推荐效果更好的立体定向放射治疗。

2. 术中放疗

因胰腺解剖位置比较特殊，与脊髓、肝脏、胃肠道等重要器官相邻，使得外照射放疗剂量受到限制，难以达到预期的治疗效果，同时并发症的出现严重影响患者的术后恢复。术中放疗的出现弥补了体外放疗的缺点。有研究报道，对于可切除胰腺癌，联合术中放疗对患者术后恢复无明显影响，是一种相对安全的治疗手段。另有文献报道，对于局部晚期胰腺癌患者，手术联合术中放疗对晚期癌痛具有较好的缓解效果，能够明显改善患者的生存质量。

3. 术后辅助放疗

胰腺癌手术切除后，如果有淋巴结包膜外浸润、切缘没有达到R0切除、局部淋巴结转移较多等高危因素，可考虑行术后辅助放疗。有小样本的研究证明，术后辅助放疗可以降低术区复发的风险、延长患者的无病生存期。但是目前尚无大样本多中心的临床研究数据支持术后辅助放疗。

4. 姑息放疗

对于手术后局部肿瘤和区域淋巴结复发的患者，可考虑行同步放疗、化疗，一般情况下比单纯化疗效果更优。在放疗靶区范围允许的情况下，可在系统性药物治疗的同时对原发灶或选定的转移病灶采取姑息性放疗，以提高局部控制率。此外，胰腺癌患者常伴有严重的腹、背部疼痛，对于使用吗啡仍不能缓解的疼痛，或者使用大剂量吗啡产生了便秘等不可耐受反应的时候，可采用姑息放疗镇痛以提高患者的生活质量。对于晚期胰腺癌的转移性病变引起的局部剧烈疼痛，同样可以予姑息放疗达到镇痛效果。

（三）放疗的流程

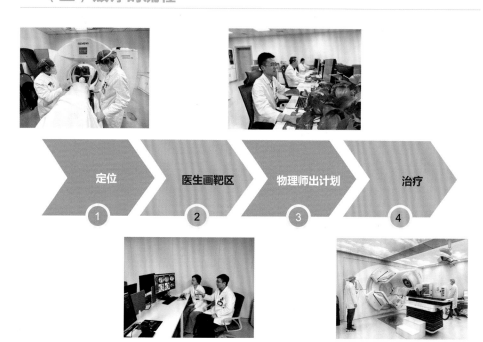

图 3-8-1　放疗的流程

九、放疗期间有哪些不良反应？如何防治？

患者朋友们最初接触胰腺癌放疗，多少会有一点恐惧。治疗过程中患者一个人孤零零地躺在治疗床上，冷冰冰的机器发射出看不见摸不着的射线，家属和医护都不在身边，如同"烤电"一般，焦虑感随之而来。实际上，放疗过程中不用口服和注射药物，患者全程清醒，时间也相对短暂，并没有那么恐怖。大多病患在经历了第一次的放疗以后，就能从容地去接受后面的治疗了。

单纯放疗的病患在疗程初期一般也不会出现很大的副反应。但随着治疗的进行，照射剂量逐渐累积，再加上化疗的副反应，不良反应会渐渐出现。放疗的副反应与照射的部位、剂量大小、照射范围以及是否联合同期化疗有密切关系。常见的不良反应如下：

1. 胃肠道毒性

肿瘤本身及放疗、化疗均可引起疲乏，食欲下降、恶心呕吐等不良反应，有些患者还会出现腹痛腹泻。因胰腺与胃肠的位置关系密切，胰腺肿瘤放疗时就会出现"城门失火，殃及池鱼"的情况。尤其是十二指肠紧靠胰头部位，胰头部肿瘤的放疗难以避开十二指肠，而十二指肠的放疗耐受剂量较低，高剂量照射容易出现十二指肠炎、十二指肠溃疡及出血，严重的可能出现十二指肠穿孔。

防治策略：放疗期间出现食欲下降，患友们要在思想上战胜自己，树立克服困难的信心，经常变换食物的种类和口味，从感官上增加食欲，也可给予改善食欲的药物。放疗过程中对食物的种类没有特殊要求，以高蛋白、易消化和易吸收的食物为主，尽量不要吃辛辣食物。如果放疗前吃不进东西，有可能是肿瘤堵塞消化道，或者是肝功能受损等因素所致。不同的情况解决的办法会有些差别，原则上应尽量去除不能进食的病因。由于肿瘤本身原因引起的进食少或不能进食的患者，一时间不能完全解决病因的，可通过植入胃肠营养管进行鼻饲营养支持，或者可以行超声胃镜下胃肠吻合术解决进食问题。肠内营养无法满足的患者还可以通过补充肠外的静脉营养来支持治疗。

2. 血液学毒性

患者往往因食欲差进食少，肠道消化吸收障碍，肿瘤消耗大等出现营养不良，再加上放化疗的影响，容易出现白细胞、血小板下降以及贫血、低蛋白血症、肝功能异常等症状。单纯放疗的患者白细胞下降程度比较轻微，而且下降过程也比较缓慢，对治疗的影响较小。有些患者放疗前或者放疗期间同时接受化疗，这种情况下对血象影响较大，会出现Ⅲ至Ⅳ度的骨髓抑制，容易出现细菌感染等并发症，此时需要医生给予干预。

防治策略：放疗、化疗对患者的血象都有影响，主要是降低白细胞和血小板。除此之外，胰腺癌患者往往由于食欲差、进食少从而引起血红蛋白下降，出现不同程度的贫血。因此胰腺癌患者放疗过程中每周一次的血常规检查必不可少。如果血常规提示白细胞减少，这意味着身体的抵抗力下降，易患感染，可能出现发热甚至高热，需要中断放疗。医生会给予升白细胞治疗，此时患者也要加强营养，尽快恢复白细胞的水平。如果血常规提示血小板减少，医生会根据血小板减少的程度给予升血小板治疗。血小板减少的病人出血的风险会增加，皮肤和黏膜可能会出现直径不等的出血点或者瘀斑，此时要关注有无其他脏器的出血。如果发生脑、消化道等重要脏器的出血，有可能危及生命。如果血常规提示血红蛋白减少则意味着血液运送氧气的能力下降，肿瘤会因此而缺氧，而缺氧的肿瘤细胞对放射线非常抗拒，影响疗效。因此放疗期间应多进食含铁丰富的食物。如果难以通过饮食维持血红蛋白浓度，出现严重贫血时可以通过输血改善贫血症状。

3. 其他不良反应

胰腺癌放疗时偶见肝、肾、脊髓、皮肤等的损伤。放疗靶区如果包括肝、肾组织对肝肾功能会有一定的影响。胰腺癌本身（尤其是胰头癌）的发展可能会压迫或侵犯胆总管导致胆道堵塞，引起阻塞性黄疸等。因此放疗期间定期复查肝功能也很有必要，医生会根据血液指标的变化调整治疗方案。

防治策略：医生在给患者治疗时，除了追求最佳的肿瘤控制效果外，降低放疗副反应也是重要的考量因素。先进的放射治疗技术加上准确设定治疗范围和放疗剂量，可以对正常组织很好的保护，让副反应发生的概率和严重程度降到最低。胰腺属于深部组织，所以胰腺肿瘤的放疗不会对表面的皮肤造成损失。放疗期间只要注意保持皮肤清洁，不要损坏皮肤定位的记号线就行了。

如果放疗期间体重下降十分明显，肿瘤和周围健康组织的相对关系会发生改变，导致肿瘤和正常组织放疗剂量与事先计划的不一致，使肿瘤的控制率下降或加重正常组织的损伤。因此，接受放射治疗的患者在治疗过程中的营养支持非常重要，患者一定要克服困难，尽可能保持体重稳定。

放 疗 小 贴 士

（1）胰腺肿瘤放射治疗会引起一些消化道反应，包括恶心、呕吐、腹痛、腹泻等，出现这些症状时多休息、多饮水、少吃多餐，可口服调节胃肠动力及止吐的药物，食欲不振可尝试山楂等开胃食物。

（2）放疗期间饮食上宜选用半流质饮食或软饭，以营养丰富、清淡易消化的食物为主，尽量避免辛辣刺激的食物。

（3）放疗期间要做好照射区域皮肤的保护工作，避免晒伤、摩擦等，不要滥用碘酒、药膏、酸碱性强的药物，如果照射区域出现瘙痒、溃烂的情况，要及时和医生联系解决。

十、关于目前流行的 "免疫治疗" 的相关问题

恶性肿瘤的本质是异常的细胞不受控制的增殖，并且这种失控的增殖会使异常细胞扩散到健康的器官和组织。在胰腺癌的治疗中，除了前面几章提到的手术、化疗、放疗以外，免疫治疗是目前研究进展最多的一种治疗策略。下面就给大家介绍一下免疫治疗的原理及其在胰腺癌领域的临床应用。

（一）机体免疫是如何发挥抗肿瘤作用的？

机体免疫系统在有效工作时能为机体防御病原体和其他外来物的威胁，还具有识别和清除癌细胞的能力。免疫系统与肿瘤的作用机制可分为以下 7 个环节：

（1）肿瘤抗原的释放；

（2）肿瘤抗原的呈递；

（3）启动和激活效应性 T 细胞；

（4）T 细胞向肿瘤组织迁移；

（5）肿瘤组织 T 细胞浸润；

（6）T 细胞识别肿瘤细胞；

（7）清除肿瘤细胞。

免疫识别由抗原递呈细胞（APC）（如树突状细胞）发起，肿瘤抗原被 APC 内化和处理后与 APC 表面表达的 MHC 分子结合。此过程激活 APC 上 B7.1 和 B7.2 的表达，APC 则迁移至淋巴结。在淋巴结内，这种 APC 通过与抗原特异性 T 细胞受体相互作用，将肿瘤抗原递呈给静息 T 细胞。若 APC 的 B7.1 和 B7.2 还与 T 细胞上的 CD28 相互作用，则 T 细胞活化并离开淋巴结。当活化的 T 细胞接触到肿瘤并识别出肿瘤表达的与 MHC 结合的抗原时，就会释放细胞溶解酶（穿孔素和颗粒酶）和能募集免疫系统其他成员的细胞因子，同时 T 细胞增殖，并最终导致肿瘤细胞的破坏和记忆

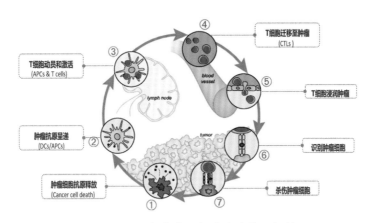

图 3-10-1　免疫系统与肿瘤的作用机制

T 细胞的形成。

　　人体免疫系统有区分"自我"和"非自我"的能力。在正常情况下，免疫系统可以识别并清除体内产生的肿瘤细胞，但"狡猾的"肿瘤细胞会采用不同策略，使人体的免疫系统受到抑制，逃逸过免疫系统的识别和攻击，从而在抗肿瘤免疫应答的各阶段得以幸存，这就是俗称的"免疫逃逸"。肿瘤的免疫治疗即是应用免疫学的原理，通过提高机体免疫系统对肿瘤细胞的敏感度，杀伤肿瘤细胞，以达到抑制肿瘤生长乃至消灭肿瘤的一种治疗方法。

（二）免疫治疗有哪些类型？

　　免疫治疗的类型多种多样，大致可以分为以下几类：

表 3-10-1　胰腺癌的免疫治疗类型

免疫治疗类型		
主动免疫治疗		被动免疫治疗
非特异性： 以一般免疫反应为特征	特异性： 以刺激体液和细胞介导的免疫反应为特征	不需要激活免疫系统，通过给予人体预制的结合了肿瘤相关抗原的靶向特异性单克隆抗体来产生抗肿瘤活性，从而清除体内癌细胞
重组细胞因子、生物化学疗法、癌症疫苗和免疫调节性单克隆抗体治疗［针对靶向目标起作用，这些靶向目标包括程序性死亡蛋白 1（PD-1）/程序性死亡受体配体 1（PD-L1）和细胞毒性 T 淋巴细胞抗原］		溶瘤病毒和过继性 T 细胞疗法

（1）**非特异性免疫调节剂**：免疫调节剂是指能够调节免疫系统，对机体的免疫反应具有激活作用或抑制作用的物质，一般用于肿瘤治疗的免疫调节剂多选用免疫增强剂，这类药物可以提高人体对肿瘤细胞的免疫反应，加强免疫应答，具体机制包括提高 T 淋巴细胞或者自然杀伤细胞的活性，促进单核细胞的增殖，促进多种免疫活性细胞因子的释放等。常用的有胸腺肽、香菇多糖、细菌毒素等。

（2）**细胞因子**：细胞因子是目前常见且疗效明显的一类免疫治疗药物，不良反应小且持续时间短。细胞因子联合其他方案疗效会更佳，有研究发现，化疗＋细胞因子治疗优于单纯化疗。常用的细胞因子有：白介素 –2（IL-2），干扰素（IFN），粒单核细胞集落刺激因子（GM-CSF）、肿瘤坏死因子（TNF）等。

（3）**肿瘤疫苗**：肿瘤疫苗分为预防性疫苗和治疗性疫苗。针对胰腺癌已有多种多样的治疗性疫苗在做临床研究，包括树突状细胞疫苗、多肽疫苗、DNA 疫苗、RNA 疫苗、灭活的肿瘤细胞疫苗等。与疫苗可以抵抗疾病一样，肿瘤疫苗可以识别特定癌细胞上的蛋白质。这有助于免疫系统识别并发动针对那些特定癌细胞的攻击。这些疫苗可能有助于阻止癌症的进一步发展，预防癌症复发，销毁其他治疗方法留下的癌细胞等。近年，靶向端粒酶或 EGFR2 的肿瘤疫苗试验正在进行，抗肿瘤疫苗或许可以为胰腺癌的治疗提供一种新的策略。

（4）**过继性免疫细胞治疗**：过继性免疫细胞治疗是指通过采集人体自身免疫细胞，经过体外培养，使其数量扩增上千倍，或增加靶向性杀伤功能，然后再回输到患者体内，从而杀灭患者体内的肿瘤细胞，包括树突状细胞（DC）治疗、细胞因子诱导的杀伤细胞（CIK）疗法、肿瘤浸润淋巴细胞（TIL）治疗、自然杀伤细胞（NK）疗法、嵌合抗原受体（CAR）T 细胞疗法、工程 T 细胞受体（TCR）治疗等。这些免疫治疗技术大多还处在临床研究阶段，具体疗效还需要进一步验证（图 3-10-2）。

（5）**单克隆抗体**：单克隆抗体是由单一 B 细胞克隆产生的高度均一、仅针对某一特定抗原表位的抗体，包括靶向治疗药物和免疫检查点抑制剂。

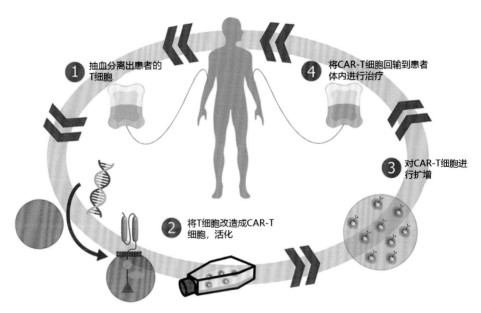

图 3-10-2　过继性免疫细胞治疗

免疫检查点抑制剂又分为细胞毒性 T 淋巴细胞相关蛋白 4（CTLA-4）抑制剂和 PD-1/PD-L1 抑制剂等。

　　PD-1 和 PD-L1 是目前研究最深入的免疫检查点。PD-1 是 T 细胞表面常见的免疫抑制分子，其配体 PD-L1 被证明在多种肿瘤细胞表面表达。人们发现，一旦 T 细胞表面的 PD-1 分子识别到肿瘤细胞表面表达的 PD-L1 分子，T 细胞和肿瘤细胞就"握手言和"了。表达 PD-L1 的肿瘤细胞通过和 T 细胞表面的 PD-1 结合从而抑制 T 细胞的活化，实现肿瘤免疫逃逸。PD-1/PD-L1 抑制剂可以封闭这些免疫检查点，从而增强 T 细胞活性，杀伤肿瘤细胞。

　　科学家们利用分子生物学技术及现代制药技术合成了 PD-1 单克隆抗体，这种抗体可以"抢"在肿瘤细胞之前，和免疫细胞表面的 PD-1 分子相结合。而 PD-L1 单克隆抗体可以与肿瘤细胞上的 PD-L1 分子相结合。这两种结合都使免疫细胞恢复了杀伤肿瘤的功能。我们将这些药物称为"免疫检查点抑制剂"（图 3-10-3）。

　　目前已有多种 PD-1/PD-L1 单抗被批准用于恶性肿瘤的治疗，它们在

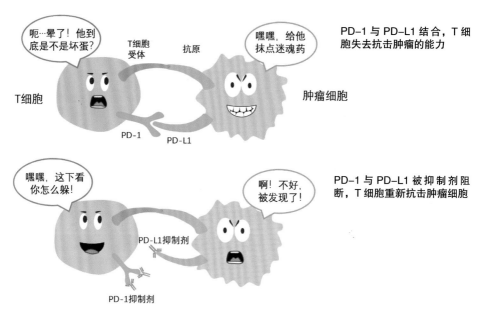

图 3-10-3　PD-1 与 PD-L1 抑制剂的作用机制

黑色素瘤、尿路上皮癌、霍奇金淋巴瘤、肾癌、肺癌和头颈部肿瘤、胃癌等恶性肿瘤的治疗中取得了显著的疗效。在胰腺癌中也已开展多项免疫检查点抑制剂（ICIs）研究，但其单药治疗的结果令人失望，未展示出显著的临床疗效。ICIs 联合化疗/放疗或疫苗疗法或许可带来新的希望。

（三）胰腺癌特殊的免疫微环境——"冷肿瘤"

胰腺癌一直被大家认为是免疫治疗不敏感的"冷肿瘤"，这其实是说胰腺癌的肿瘤微环境是免疫抑制性的，使得免疫治疗的效果受限，主要原因是：胰腺的致密基质阻碍了免疫效应细胞向肿瘤内浸润，使癌细胞躲过免疫监视；同时微环境中存在大量可溶性免疫抑制因子、免疫抑制细胞过度活跃，帮助逃避免疫监视；另外胰腺癌的免疫原性不强，新抗原数较少，不能诱导有效的免疫反应等。

但是近年来随着科学的进步，免疫治疗在胰腺癌中也出现了新的突破。譬如局部放疗、消融、射频等治疗手段都可以促进肿瘤抗原的释放，产生

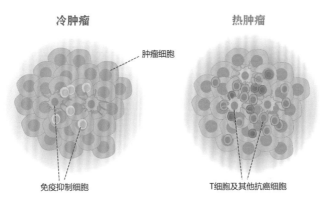

图 3-10-4 冷肿瘤与热肿瘤

更多的趋化因子，改善肿瘤免疫抑制微环境，使胰腺癌变为"热肿瘤"。将这些治疗手段与免疫治疗联合应用就有可能提高治疗效果。另外，在胰腺癌的微环境中，结缔组织显著增生，血运缺乏，并伴有大量免疫抑制细胞浸润，这些特性为胰腺癌的免疫治疗带来挑战。我们可以采用免疫整合治疗模式，比如在肿瘤局部注射免疫佐剂，联合使用能增加组织穿透性的药物以及免疫增敏放疗等组合治疗模式来提高治疗效果。

（四）免疫检查点抑制剂的疗效预测因素

PD-1/PD-L1 单抗的治疗并不是万能的，为什么有些患者免疫治疗的效果好，有些患者的治疗效果差呢？这与患者肿瘤组织的基因表达情况相关。免疫检查点抑制剂的疗效预测因子包括 PD-L1 表达水平、微卫星不稳定性 / 错配修复基因缺陷（MSI/dMMR）状态、肿瘤突变符合（TMB）水平等。多项研究已证实，高度微卫星不稳定（MSI-H）的患者相比低度微卫星不稳定（MSI-L）或者微卫星稳定（MSS）的患者具有更好的预后并能显著延长生存。

（五）胰腺癌免疫治疗的展望

总之，免疫治疗已成为继手术、放疗、化疗之后的极具前景的重要抗肿瘤治疗方法。由于胰腺癌的免疫微环境和肿瘤间质的特殊性，除了

MSI-H、dMMR 或者 TMB-H 这些特殊基因类型的胰腺癌患者外，单独使用 PD-1/PD-L1 单抗等免疫检查点抑制剂往往不能取得让人满意的效果，但是将免疫治疗与化疗、放疗等联合使用，可能会起到较好的效果。随着分子生物学和分子免疫学的不断发展，整合免疫治疗模式在胰腺癌的治疗中会取得越来越大的进步，为胰腺癌患者带来更多的福音。

免疫治疗小贴士

（1）推荐胰腺癌患者行 NGS 基因检测，若有 MSI-H、dMMR 或者 TMB-H 等提示免疫治疗敏感的指标的话，推荐使用 PD-1/PD-L1 单抗等免疫检查点抑制剂，甚至可以考虑单用免疫治疗。

（2）大部分胰腺癌患者单纯免疫治疗效果不佳，将化疗、放疗、射频微创治疗等与免疫治疗有机组合或可取得较好的效果。

（3）PD-1/PD-L1 单抗等免疫检查点抑制剂的不良反应与放疗、化疗不一样，使用期间要密切监测，有不良反应时及时处理，方可避免严重不良后果。

十一、免疫治疗药物有哪些不良反应？如何处理？

随着免疫治疗在肿瘤治疗领域的研究进展，越来越多的患者在抗肿瘤治疗的过程中会用到免疫治疗药物，目前主要的免疫治疗药物是一类被称为免疫检查点抑制剂的单抗，如 PD-1、PD-L1 单抗等。免疫检查点抑制剂的作用机理和化疗药物不一样，因此它的毒副作用也和我们常用的化疗药物截然不同，处理的方法也不一样。这里向大家介绍一下使用免疫检查点抑制剂常见的毒副反应和治疗方法。

（一）什么是免疫检查点？

免疫检查点是在人体免疫系统中起保护作用的分子，类似于 T 细胞的"刹车"，可防止 T 细胞过度激活导致对正常健康组织的损伤。肿瘤细胞利用这一特性，通过过度表达免疫检查点分子而实现免疫抑制，以此达到免疫逃逸。机体的免疫系统对变异细胞具有监视和清除能力，以抗 PD-1/PD-L1 的单克隆抗体等免疫检查点抑制剂为代表的免疫疗法，利用人体自身的免疫系统抵御、抗击癌症，通过阻断 PD-1/PD-L1 信号通路使癌细胞凋亡，具有治疗多种类型肿瘤的潜力，延长了癌症患者的总生存期。但患者体内免疫系统的过度激活会导致 T 细胞攻击除癌细胞以外的正常细胞，出现免疫相关不良反应（irAEs）。理论上这种不良反应可发生于任何组织和器官，其中比较常见的是皮肤、内分泌系统、肝脏、胃肠道、肺、类风湿性/骨骼肌不良反应以及输注反应等，而发生在神经、血液、肾脏、心脏以及眼的不良反应较少见。自身免疫性疾病患者、肝炎患者、移植患者等特殊人群存在潜在免疫相关不良事件风险或其他非预期的不良反应风险。这类人群在用药前应权衡利弊并谨慎选择。

（二）基线检查

患者在使用免疫检查点抑制剂治疗之前必须进行基线检查，以评估免疫相关不良反应的易感性，基线检查项目见表 3-11-1。基线的影像学检查对于后续治疗中判断药物对甲状腺、垂体和肺等器官的毒性非常有帮助。也有报道研究，影像学检查可及时发现 74% 的免疫相关不良反应。

表 3-11-1　基线检查

类别	检查项目
一般情况	体格检查（包括神经系统检查），全面询问患者的自身免疫性疾病、内分泌疾病及感染性疾病（HBV、HCV 或 HIV 等）病史、吸烟史、家族史、妊娠状况、既往接受抗肿瘤治疗的情况和基线用药情况，排便习惯（频率、形状）
影像学检查	胸、腹和盆腔 CT 检查
一般血液学检查	血常规、生化（包括血糖、血脂等）、感染性疾病筛查：HBsAg、HBsAb、HBcAb，HCVAb，HIV 抗体和 HIV 抗原（p24）等，如血糖升高可进行糖化血红蛋白（HbA1c）检测等
皮肤黏膜	皮肤、黏膜检查，尤其针对有自身免疫性皮肤病史的患者
胰腺检查	正常无须检查，如有症状需监测血、尿淀粉酶，并行胰腺影像学检查
甲状腺	甲状腺功能检测（TFTs），包括促甲状腺激素（TSH）、游离甲状腺素（T3 和 T4）等；如果 TSH 高，查抗甲状腺过氧化物抗体（TPOAb）；如果 TSH 低，查促甲状腺激素受体抗体（TRAb）
肾上腺、垂体	肾上腺：早晨 8 点血浆皮质醇、促肾上腺皮质激素（ACTH）等 垂体：TFTs
肺	静息或活动时血氧饱和度，常规胸部影像学检查
心血管	心肌酶谱、心电图（ECG）、心脏彩超（射血分数），心梗标记物（如肌钙蛋白 I 或 T 等）、脑钠肽（BNP）或氨基末端 B 型脑钠肽前体（pro-BNP）

（三）免疫治疗药物相关不良反应的综合管理

如果发生免疫相关不良反应，通常是给予免疫抑制剂糖皮质激素进行治疗。在糖皮质激素无效的情况下可以考虑使用其他免疫抑制剂，包括 TNF-α 抑制剂（如英夫利西单抗）、麦考酚酯、他克莫司以及生物性免疫制剂，如抗胸腺细胞球蛋白及其他免疫球蛋白，或者进行血浆置换去除术等。需注意的是甲状腺功能或其他内分泌疾病如糖尿病等，不宜使用糖皮质激素治疗，而推荐使用替代激素治疗。免疫相关不良反应通常根据其发生严重程度不同分为 1~5 级，出现免疫相关不良反应导致死亡为 5 级不良反应，其他各级别的处理措施见表 3–11–2。

表 3–11–2　各级别免疫相关不良反应的处理措施

级别	糖皮质激素	其他免疫抑制剂
1 级	不推荐使用	不推荐使用
2 级	局部使用糖皮质激素或全身使用糖皮质激素，口服泼尼松，0.5~1mg/（kg·d）	不推荐使用
3 级	全身糖皮质激素治疗，口服泼尼松或静脉使用 1~2mg/（kg·d）甲基泼尼松龙	对糖皮质激素治疗 3～5 天后，症状未能缓解的患者可考虑在专科医生指导下使用
4 级	全身糖皮质激素治疗，静脉使用甲基泼尼松龙，1~2mg/（kg·d），连续 3 天，若症状缓解逐渐减量至 1mg/（kg·d）维持，后逐步减量，6 周左右减量至停药	对糖皮质激素治疗 3～5 天后，症状未能缓解的患者可考虑在专科医生指导下使用

（四）免疫治疗药物常见毒性的管理

1. 皮肤毒性

皮肤不良反应是使用 PD-1 抑制剂最常见的不良反应，可发生于 50% 的患者，其中大多数为轻度反应。最常见的皮肤不良事件是红斑、皮疹（斑丘疹、脓疱疹、大疱性皮疹）、瘙痒、反应性毛细血管增生症（使用卡瑞利珠单抗的患者较常见）和白癜风（最常见于黑色素瘤患者）。少见的不良事件包括：斑秃、口腔炎、皮肤干燥症和光敏感；也有报道称出现了银屑病加重，以及在既往无皮肤病史的患者中，发生银屑病或苔藓样皮肤反应。罕见的有中毒性表皮坏死松解症、系统症状的药疹等。皮肤不良反应出现较早，通常在 PD-1 抑制剂治疗之后 2~4 周内出现。常见皮肤毒性处理见表 3–11–3：

表 3-11-3 免疫检查点抑制剂常见皮肤毒性处理

类别	临床症状及分级	治疗措施
斑丘疹 / 皮疹	根据斑疹 / 丘疹区域 <10%、10%~30%、> 30% 全身体表面积（BSA），伴或不伴症瘙痒、灼痛或紧绷等及是否影响日常生活进行分级	继续 ICIs 治疗；同时局部使用润肤剂；口服抗组胺药物；使用中等强度的糖皮质激素（局部外用）或使用泼尼松，0.5~1mg/（kg·d）
大疱性皮疹	根据有无症状；水疱区域 <10%、10%~30% 伴疼痛、> 30%；日常生活是否受限；是否有电解质紊乱等进行分级	暂停 ICIs 治疗；使用强效的糖皮质激素外用；泼尼松 / 甲基泼尼松龙 0.5~1mg/（kg·d）；永久停用 ICIs，并给予泼尼松 / 甲基泼尼松龙 1~2mg/（kg·d）治疗
瘙痒	根据轻微或局限；强烈或广泛；间歇性或持续性及是否影响日常生活或睡眠分级	口服抗组胺药；使用中效的糖皮质激素外用。暂停 ICIs 治疗；泼尼松 / 甲基泼尼松龙 0.5~1mg/（kg·d）治疗，必要时给予加巴喷丁、普瑞巴林、阿瑞吡坦等

注：推荐短期使用强效糖皮质激素（弱强效：0.1% 糠酸莫米松乳膏；中强效：0.05% 二丙酸倍他米松乳膏；高强效：0.05% 氟轻松乳膏 / 软膏、0.1% 糠酸莫米松软膏），而不是长期使用弱效糖皮质激素。

2. 内分泌毒性

表 3-11-4 免疫检查点抑制剂常见内分泌毒性处理

类别	症状分级	治疗措施
甲亢	根据有无症状；是否需要激素替代治疗；是否影响日常活动分级	继续 ICIs 治疗；如果有症状，普萘洛尔、美替洛尔或者阿替洛尔口服缓解症状；4~6 周后复查甲状腺功能
甲减	根据有无症状；是否需要激素替代治疗；是否影响日常活动分级	继续 ICIs 治疗；若 TSH 升高（>10μIU/mL），补充甲状腺素
垂体炎	无	暂停 ICIs 治疗，直至急性症状缓解；如果伴有临床症状，可予甲基泼尼松龙 / 泼尼松 1~2mg/（kg·d）治疗
原发性肾上腺功能减退	无	暂停 ICIs 治疗；在给予其他激素替代治疗之前，首先给予皮质类固醇以避免肾上腺危象；给予氢化可的松 20mg am，10mg pm 或泼尼松初始剂量 7.5mg

3. 肝脏毒性

表 3-11-5　免疫检查点抑制剂常见肝脏毒性处理

分级	描述	治疗措施
1 级	谷草氨酸转氨酶（AST）或谷丙氨酸转氨酶（ALT）<3 倍正常值上限（ULN），总胆红素 <1.5 倍 ULN	继续 ICIs 治疗
2 级	AST 或 ALT3~5 倍 ULN 总胆红素 1.5~3 倍 ULN	暂停 ICIs 治疗，0.5~1mg/kg 泼尼松口服，如肝功能好转，缓慢减量，总疗程至少 4 周。泼尼松剂量减至 ≤ 10mg/ 日，且肝脏毒性≤ 1 级，可重新 ICIs 治疗
3 级	AST 或 ALT5~20 倍 ULN 总胆红素 3~10 倍 ULN	建议永久停用 ICIs 治疗；静脉使用甲基泼尼松龙，1~2mg/kg，待肝脏毒性降至 2 级后，可等效改换口服的泼尼松并继续缓慢减量，总疗程至少 4 周。3 天后如肝功能无好转，考虑加用麦考酚酯（500~1000mg，2 次/ 日）；不推荐使用英夫利西单抗
4 级	AST 或 ALT>20 倍 ULN 总胆红素 >10 倍 ULN	

4. 胃肠毒性（腹泻/结肠炎）

表 3-11-6　免疫检查点抑制剂常见胃肠毒性（腹泻/结肠炎）处理

分级	描述	治疗措施
1 级	无症状；只需临床或诊断性观察（1 级腹泻≤ 4 次/日）	血液学检查、大便检查；可继续 ICIs 治疗；必要时口服补液、使用止泻药物对症处理；避免高纤维/乳糖饮食
2 级	腹痛；大便黏液或带血（腹泻频率 4~6 次/日）	化验检查和粪便检查；结肠镜检查和活检；暂停 ICIs 治疗；口服泼尼松 1mg/（kg·d），如 48~72 小时激素治疗无改善或加重；则增加剂量至 2mg/（kg·d）；考虑加用英夫利西单抗
3~4 级	3 级：剧烈腹痛；大便习惯改变，需要药物干预治疗；腹膜刺激征（3 级腹泻频率 ≥7 次/日） 4 级：症状危及生命；需要紧急干预治疗	化验检查和粪便检查；有结肠炎体征推荐腹盆腔增强 CT 检查；结肠镜检查和活检；每天复查血常规、肝肾功能和电解质、饮食指导（禁食、流食、全肠外营养）；3 级暂停 ICIs 治疗；4 级永久停用 ICIs 治疗，静脉甲基泼尼松龙 2mg/（kg·d），48 小时未改善，加用英夫利昔单抗

5. 肺毒性（肺炎）

表 3-11-7 免疫检查点抑制剂常见肺毒性（肺炎）处理

分级	描述	治疗措施
1 级	无症状；局限于单个肺叶或 <25% 的肺实质	行基线检查，3~4 周后复查胸部 CT 及肺功能，密切随访
2 级	出现新发症状，涉及多个肺叶且达到 25%~50% 的肺实质，影响生活	行胸部高分辨率 CT、血液学检查、肺功能分析，暂停 ICIs 治疗，静脉滴注甲基泼尼松龙，1~2mg/（kg·d），治疗 48~72 小时后，若症状改善，激素在 4~6 周内按照每周 5~10mg 逐步减量，如不能排除感染，给予抗感染治疗
3 级	严重的新发症状，累及所有肺叶或 >50% 肺实质，个人自理能力受限，需吸氧，住院治疗	静脉滴注甲基泼尼松龙，2mg/（kg·d），酌情行肺通气治疗；激素治疗 48 小时后，若临床症状改善，继续治疗至症状改善至 1 级，然后在 4~6 周内逐步减量；若无明显改善，可考虑接受英夫利昔单抗（5mg/kg）静脉滴注，或吗啡麦考酚 1g/ 次，2 次 / 日，或静脉注射免疫球蛋白治疗
4 级	危及生命的呼吸困难、急性呼吸窘迫综合征（ARDS），需要插管等紧急干预措施	

（五）免疫检查点抑制剂的不良反应的发生率和发生时间

表 3-11-8 免疫检查点抑制剂的不良反应的发生率和发生时间

不良反应发生率	发生部位	发生时间
≥ 10%	皮肤	大约 3.5 个月
	胃肠道	大约 2 个月
< 10%	肝脏	大约 2.5 个月
	肺	大约 3 个月
	内分泌	大约 7 个月
	肾	大约 4.5 个月

常见的还有输液反应，即过敏反应，多于首次使用时发生。轻度或中度输液反应在密切监测下可继续进行治疗，也可考虑用解热镇痛类抗炎药和抗组胺药预防。重度输液反应，必须停止输液并永久停用。

其他少见毒性如类风湿性关节炎、重症肌无力等神经毒性，自身溶血性贫血和再生障碍性贫血等血液系统毒性，肾脏毒性、心脏毒性和眼毒性等也较少发生，一旦发生后果严重，需较早识别、干预，给予大剂量糖皮质激素进行冲击治疗，延迟使用（＞5 天）会影响部分 PD-1 抑制剂相关不良反应的最终处理效果。

（六）长期使用激素的注意事项

长期使用激素（泼尼松 ≥ 20mg/d，持续四周以上），应加用复方磺胺甲恶唑（SMZ）预防卡氏肺孢子菌性肺炎。对更长时间使用糖皮质激素（泼尼松 ≥ 20mg/d，持续 6~8 周以上）的患者，还要考虑使用抗真菌药物预防真菌性肺炎（如氟康唑）。长期使用糖皮质激素的患者，发生骨质疏松的风险会增加，推荐口服补充维生素 D 和钙剂，以预防骨质疏松症。

（七）免疫治疗期间不良反应的处理原则

在进行免疫治疗期间，患者应密切关注自身变化，有任何异样或者不适应及时告知医生，早发现，早处理。

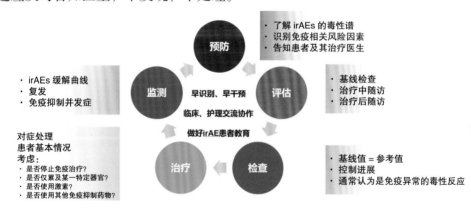

图 3-11-1　免疫治疗药物不良反应的应对与处理

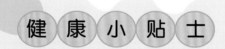

（1）抗 PD-1、PD-L1 等免疫检查点抑制剂的毒副作用和化疗药物不一样，而且出现时间晚，持续时间长。

（2）使用免疫检查点抑制剂时要注意基线检查和密切随访，早发现早治疗，绝大部分可以恢复正常，但是如果延误最佳治疗时机就可能造成不良后果。

（3）长期使用激素的患者要注意真菌感染、骨质疏松等不良反应。

十二、什么是分子靶向治疗？
胰腺癌的分子靶向药物有哪些？

（一）什么是分子靶向治疗？

分子靶向治疗，英文叫 molecular targeted therapy，或者叫靶点治疗，是区别于传统化疗的一种药物治疗模式，是针对体内一些相关蛋白的基因突变或者表达的不同，针对这些能够引起疾病发生、发展的致癌基因或者致癌蛋白，进行有针对性的药物干预，药物阻断，从而起到一个比较精准的，副反应比较小的治疗模式。所用药物通常称之为靶向药物。

靶向药物目前分为两大类：一类是抗体类的，所谓抗体类是需要静脉输注的；另外一类是小分子类的，小分子类通常是口服的。无论是抗体类的静脉输注，还是小分子类的口服，都有区别于传统的化疗药物。传统的化疗药物是正常细胞也损伤，肿瘤细胞也损伤，副反应比较大，无论是正常细胞还是肿瘤细胞都会造成影响。相比较靶向治疗药物，可以更加精准的针对肿瘤细胞，对正常细胞的影响比较小，所以副反应也比较小。这也是它被称为"靶向治疗"的原因。

近年来，基因检测作为精准治疗的基础，在肺癌、乳腺癌的治疗中已取得了显著成效，在胰腺癌中的应用也出现了曙光。在 2020 年最新发布的《NCCN 遗传 / 家族高危评估指南：乳腺癌、卵巢癌和胰腺癌》中的更新信息显示，除了 KRAS、CDKN2A、TP53 和 SMAD4 这四个最为常见的突变，BRCA1、BRCA2、CDH1、PALB2、PTEN、TP53、hENT、SPARC、PDX1，BRAF、dMMR、Her-2 等也被证实在胰腺癌的治疗中发挥重要作用。2020 年美国的一项大型临床研究，对胰腺癌患者的肿瘤组织进行 NGS 基因检测，发现超过 26% 的胰腺癌患者携带可用药的分子变异，检测出相应靶点并采用对应的靶向药物治疗的患者，平均生存期可以达到 2.58 年，而没有测出靶点或者没有采用靶向药物治疗的患者的平均生存期只有 1.3 年（见图 3-12-1）。因此，2019 年 NCCN 指南建议所有胰腺癌患者均应接受基因检测，这些检测的结果可以帮助确定最有效的治疗方法，提高治疗效果，延长生存期。下面我们来给大家介绍一下目前胰腺癌常用的分子靶向治疗药物。

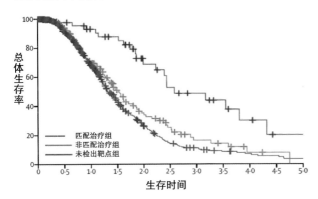

Know Your Tumor 项目共纳入 1856 例胰腺癌患者，1028 位患者接受了肿瘤分子检测，其中超过 26% 的患者携带可用药的分子变异，匹配治疗组（mOS：2.58y）获益明显优于非匹配治疗组（mOS：1.51y）以及未检出靶点组：（mOS：1.32y）。

图 3-12-1　KYT 研究显示接受 NGS 检测后，匹配治疗组的生存期更长

（二）胰腺癌的分子靶向药物有哪些？

1. PARP 抑制剂

PARP 抑制剂是一种靶向聚 ADP 核糖聚合酶的抗肿瘤药物。PARP 酶参与许多 DNA 修复过程，特别是与具有致病性 BRCA 突变的肿瘤与同源重组的缺陷相关。提到 BRAC 基因，我们第一时间想起的往往是乳腺癌和卵巢癌，但是约 6% 的胰腺癌病人也会携带 BRAC1/2 胚系突变。

众所周知，人体每天都会发生数以万计的 DNA 单链和双链损伤。DNA 的损伤如果得不到修复，将会导致癌症的发生风险增加。PARP 蛋白在 DNA 单链修复过程中发挥着关键作用，而 DNA 双链损伤则需要同源重组修复，BRCA 就是最早发现的同源重组修复基因，同源重组修复基因的突变会导致同源重组修复缺陷，也就是 HRD，使得 DNA 双链损伤得不到有效修复，从而引发细胞死亡。因此，科学家提出了一种新的肿瘤治疗假设，即在同源重组修复缺陷的肿瘤细胞中，如果同时抑制 PARP 蛋白的活性，

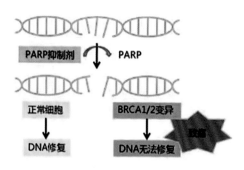

图 3-12-2　PARP 抑制剂治疗原理示意图

则会通过"合成致死"效应导致肿瘤细胞死亡（图 3-12-2）。这一假说造就了 PARP 抑制剂的研发并应用于临床。

目前已有多种 PARP 抑制剂获得美国食品药品监督管理局（FDA）批准用于卵巢癌、转移性乳腺癌、晚期前列腺癌和胰腺癌的治疗，尤其对具有 BRCA1/2 突变的肿瘤患者效果更佳。近年来 CSCO 和 NCCN 指南均推荐所有确诊的胰腺癌病人接受胚系基因检测，包括且不限于 BRCA1/2、PALB2 等基因，目的就在于指导靶向药物治疗。

POLO 研究是 PARP 抑制剂在 BRCA 突变转移性胰腺癌中首个取得阳性结果的 Ⅲ 期临床试验。这项临床试验评估了奥拉帕利在携带 BRCA 胚系突变（gBRCAm）的转移性胰腺癌患者中作为一线维持治疗的作用（这些患者在一线以铂为基础的化疗中没有疾病进展）。154 例患者按照 3:2 分组，给予奥拉帕利或安慰剂直至疾病进展。研究主要终点是无进展生存期（PFS），次要终点包括总生存期（OS）、客观缓解率（ORR）、疾病控制率等。结果显示，奥拉帕利相比安慰剂显著延长了患者的无进展生存期（7.4 个月 VS 3.8 个月），使疾病进展和死亡风险降低了 47%。2019 年 12 月 17 日，美国食品和药物管理局（FDA）基于 POLO 研究结果，批准奥拉帕利作为一线维持单药疗法，治疗接受一线铂类化疗至少 16 周后病情无进展的携带胚系 BRCA 突变的转移性胰腺癌患者。

目前，胰腺癌中 PARP 抑制剂的研究主要集中在胚系或体系 BRCA1/2 或 PALB2 突变患者，这部分患者占总胰腺癌患者的 14%。2019 年 AACR 年会上发表的正在进行的 Ⅱ 期临床试验中，有 42 例晚期胰腺癌患者存在胚系或体细胞 BRCA1.BRCA2 或 PALB2 突变且接受了至少 4 个月的含铂化疗后病情没有进展。这些患者随后接受了鲁卡帕利维持治疗。其中期分析结果提示，PARP 抑制剂 Rrucaparib（鲁卡帕利）有望作为晚期、铂敏感、

BRCA 或 PALB2 突变的胰腺癌的维持治疗方法。

2. 厄洛替尼（特罗凯）

EGFR 在胰腺癌发生发展中发挥重要作用。在 30%~89% 的胰腺癌中发现 EGFR 过表达。EGFR 与晚期疾病和疾病转移相关，是患者生存期较差的原因之一，被认为是治疗胰腺癌的潜在靶点。

2007 年一项Ⅲ期、双盲、安慰剂对照的临床研究中，569 例晚期或转移性胰腺癌患者随机接受厄洛替尼 + 吉西他滨和吉西他滨单药治疗，联合治疗组中位生存期为 6.24 个月，1 年生存率为 23%；对照组的中位生存期为 5.91 个月，生存率为 17%，存在统计学意义。虽然总生存仅延长了 10 余天，但对于当时一片黑暗的胰腺癌靶向治疗领域，无疑是一道久违的阳光。

3. 尼妥珠单抗（泰欣生）

2017 年一项德国 IIb 期多中心临床研究中，186 例局部进展或转移性胰腺癌患者随机接受尼妥珠单抗 + 吉西他滨对比吉西他滨单药治疗，联合治疗组患者的 OS 和 PFS 明显改善，中位生存期为 8.6 个月，1 年生存率为 34%；对照组的中位生存期为 6.0 个月，生存率为 22%。亚组分析发现 KRAS 野生型和 EGFR 过表达的患者获益更明显，1 年生存率分别达到 36.4% 和 53.8%。因此，中国临床肿瘤学会（CSCO）推荐使用尼妥珠单抗一线治疗局部进展或转移性胰腺癌。

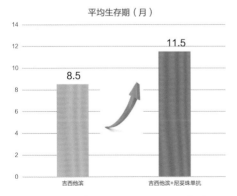

图 3-12-3 吉西他滨联合尼妥珠单抗使晚期胰腺癌的平均生存期从 8.5 个月提高到 11.5 个月

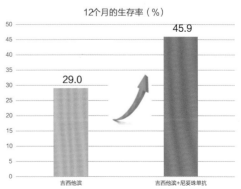

图 3-12-4 吉西他滨联合尼妥珠单抗使晚期胰腺癌 12 个月的生存率从 29% 提高到 45.9%

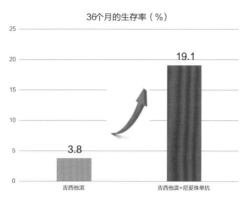

图 3-12-5 吉西他滨联合尼妥珠单抗使晚期胰腺癌 36 个月的生存率从 3.8% 提高到 19.1%

2022 年 ASCO 大会上报道了尼妥珠单抗用于晚期胰腺癌的Ⅲ期临床研究结果（Notable 研究）。对于 K-RAS 野生型的患者，尼妥珠单抗联合吉西他滨的治疗显著优于吉西他滨单药，中位生存期从 8.5 个月提高到 11.5 个月，一年生存率从 29% 提高到 45.9%，3 年生存率从 3.8% 提高到 19.1%（图3-12-3、图 3-12-4、图 3-12-5）。

4. KRAS G12C 抑制剂

KRAS 突变是最致命的初始驱动癌症生长和发展的遗传因子之一，有这种突变的患者通常预后较差。90% 以上的胰腺癌中均可查见 KRAS 突变。尽管几十年前研究人员就已经将 KRAS 确定为癌症的重要治疗靶点，但长期以来人们一直认为它是一种"不可摧毁的"蛋白质。这是因为这种蛋白质缺乏明显的靶点让小分子药物可以结合并损害其功能。KRAS 突变会产生连续生长信号，在信号传导途径的链反应中从一种蛋白质传递到下一种蛋白质。超过六种信号通路来自 KRAS，如果其中一个受损，其他的可以修复或规避它。这可能是为什么阻断一种 KRAS 信号通路的药物可以减缓癌细胞的生长，但通常不能杀死它们。

近期研究发现，KRAS G12C 是一种特定的亚突变类型，KRAS G12C 抑制剂（AMG510）在晚期 KRAS G12C 突变实体肿瘤中显示出较好的耐受性，9 例患者（无胰腺癌）中有 6 例患者疾病稳定，1 例患者部分缓解。MRTX849 作为另外一款 KRAS G12C 抑制剂，在 MRTX849-001 的 1/2 期临床试验中亦表现出可喜的安全性和抗癌活性。但 KRAS G12C 突变在胰腺癌中很罕见，占所有 KRAS 突变的 1%，针对最常见的 KRAS G12D 的抑制剂还在进一步研发中。

除了 Mirati 公司的 MRTX849 和安进公司的 AMG510 外，一种称为羟氯喹的自噬抑制剂和一种阻断 MAPK 途径中蛋白质的药物曲美替尼（trametinib）联合治疗在一位晚期胰腺癌患者身上获得了奇迹般的疗效。这位患者在手术后，接受了几次化疗，但不幸的是肿瘤复发并转移了，目前已经没有很好的治疗方案。令人震惊的是，在接受了曲美替尼和羟氯喹的治疗后，2 个月内，患者的胰腺癌标记物 CA19-9 的血液水平下降了 95%。4 个月后，他体内的肿瘤负荷减少了 50%。我们期待在不久的将来推出相关的临床试验，给更多的患者带来希望的曙光。

5. NTRK 融合

NTRK（Neuro Trophin Receptor Kinase）是神经营养因子受体酪氨酸激酶，包含 NTRK1、NTRK2 和 NTRK3，这个基因如果和其他的基因发生了融合突变，就可能导致异常的活性，驱动肿瘤的发生。在中国常见的肺癌、乳腺癌、结直肠癌中，只有 1%~5% 的患者存在 NTRK 突变，而在胰腺癌中甚至不到 1%。但一些罕见的癌症，比如婴儿纤维肉瘤和分泌型乳腺癌，存在 NTRK 融合的频率却高达 90%~100%。

拉罗替尼（Larotrectinib）是第一款 FDA 批准的不分年龄和癌种类型针对 NTRK 融合的广谱 TRK 抑制剂。在 TRK 融合癌患者的三项大型临床试验汇总数据显示，拉罗替尼的总缓解率高达 75%，其中 22% 的患者完全缓解。数据显示，拉罗替尼起效非常快，平均的起效时间仅为 1.84 个月，并且一旦有效，将带来长久的缓解，73% 的患者响应持续时间超过 6 个月。2018 年，拉罗替尼成为首个获 FDA 批准用于 NTRK 融合的泛肿瘤组织小分子靶向药。2019 年 8 月，恩曲替尼也获 FDA 批准成为 NTRK/ROS1 融合、不论肿瘤类型的小分子靶向药。多个新型的 TRK 抑制剂目前正在临床研究中。

6. HER-2 扩增

人表皮生长因子受体 2（human epidermal growth factor receptor 2，HER-2）为表皮生长因子受体家族的二号成员，是具有酪氨酸蛋白激酶活性的跨膜蛋白。HER-2 是细胞生长、分化及存活的重要调节基因。HER-2 在很多实体肿瘤的发生和发展过程中扮演着重要的角色。目前，HER-2 的规范化检测和治疗已为乳腺癌的治疗带来了革命性的变革。在胰腺癌方向上，MyPathway 研究初步结果显示：9 名 HER-2 扩增 / 过表达的晚期胰腺癌患者经曲妥珠单抗联合帕妥珠单抗治疗，2 名部分缓解（PR），1 名病情稳定（SD），客观缓解率 ORR=22%。因此，基因检测提示 HER-2 扩增的晚期胰腺癌患者可尝试靶向抗 HER2 治疗。

7. NRG1 融合

神经调节蛋白 1（NRG1）是抑癌基因的一种。其最常见的突变类型为融合突变。整体来说，NRG1 突变在所有实体瘤中的检出率约为 0.2%，与 NTRK 突变等类似，非常罕见，但其在胰腺导管腺癌中的检出率却有 0.5%~1.5%。NRG1 与 ERBB 家族（HER 家族，包括 HER-1/2/3/4）存在一定的交互作用，主要作为一种激动剂或配体与 HER-2 或 HER-3/4 的同二聚体或异二聚体"搭档"。因此，当 NRG1 发生突变的时候，抑制 HER-2 和（或）HER-3/4 也能取得一定的疗效。Zenocutuzumab 是一种非常强大的双特异性抗体，可与 HER-2 和 HER-3 受体结合，从而阻断 HER-3 及其配体 NRG1 或 NRG1 融合蛋白的相互作用。2020 年 7 月，基于Ⅰ/Ⅱ期 eNRGy 试验（NCT02912949）的阶段性结果，FDA 授予 Zenorcutuzumab（MCLA-128）孤儿药地位，用于治疗胰腺癌患者。

十三、胰腺癌患者为什么要做新辅助治疗？哪些患者适合新辅助治疗？

（一）什么是新辅助治疗

新辅助治疗（neoadjuvanttherapy）是指对于某些具有手术机会的患者在术前采取的一些治疗方法，包括新辅助化疗、放疗、免疫治疗或者靶向药物治疗。相较于术后辅助治疗，术前新辅助治疗的主要目的是通过术前的综合性治疗降低肿块的临床分期，缩小原发灶，消除潜在的远处微小转移病灶，从而提高手术 R0 切除率、降低术后复发转移风险，延长无病生存期和总生存期。

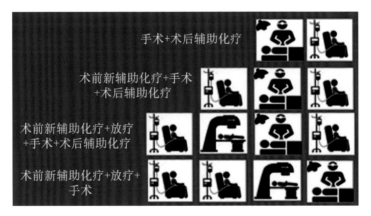

图 3-13-1 胰腺癌的治疗顺序的转变

（二）胰腺癌患者为什么要做新辅助治疗

胰腺癌之所以是死亡率极高的恶性肿瘤之一，主要是因为大多数患者在确诊时已为晚期，5 年生存率不到 10%。其中，只有 10%~15% 的患者被认为具有根治性切除的可能，另有 10%~20% 被诊断为交界可切除或者局部晚期胰腺癌。不仅如此，胰腺癌属于高复发风险的肿瘤，即使手术切除，大部分患者术后 1 年会出现复发转移，复发的可能性可达 77%。

如何提高胰腺癌患者的手术切除率并延长患者的生存期一直是研究者关注的热点。在一项随机对照试验 SWOG1505 中，在 77 例接受新辅助治疗及手术的可切除胰腺癌患者中，62 例（占所有患者的 85%）获得 R0 切除。另有一项荷兰的 Ⅲ 期临床随机对照试验研究的结果显示：接受新辅助治疗后再行手术并行术后辅助治疗的患者中位生存期较直接接受手术及术后辅助治疗的患者的中位生存期显著提高（35.2 个月 VS 19.8 个月）。目前大多数临床研究提示，新辅助治疗可提高交界可切除胰腺癌患者的 R0 切除率，延长患者的生存期。因此，越来越多的研究者建议将新辅助治疗纳入符合条件的胰腺癌患者的治疗计划中。

（三）哪些胰腺癌患者适合新辅助治疗？

虽然目前的多项临床研究都提示了新辅助治疗在胰腺癌治疗方面的可行性，但并不是所有胰腺癌患者都适合采用新辅助治疗。那么，新辅助治疗适合哪些患者呢？

首先，新辅助治疗针对的人群为可切除性或是交界可切除性胰腺癌患者。

其次，肿瘤分期符合可切除性的患者需合并有如下高危因素：CA19-9 显著升高、肿瘤较大、区域淋巴结转移较多、体重显著下降或伴有明显疼痛。

因此，只有在进行综合评估后符合上述条件的患者才可考虑行新辅助治疗。目前针对可切除胰腺癌的上述高危因素，尚缺乏一致的量化标准，因此指南建议开展相关临床研究。

（四）胰腺癌的新辅助治疗怎么做？

目前尚无明确的胰腺癌最佳新辅助治疗方案。根据最新的胰腺癌诊治指南，可选择的方案主要包括 FOLFIRINOX（奥沙利铂 + 伊立替康 + 亚叶酸钙 +5- 氟尿嘧啶）及其改良方案或联合序贯放化疗、AG（白蛋白紫杉醇

+ 吉西他滨）或联合序贯放化疗等。对于基因检测存在 BRCA1/2 或 PALB2 突变的患者，指南建议采用含铂方案化疗或联合序贯放化疗。若患者体质状况较差，也可考虑以吉西他滨或氟尿嘧啶类的单药为基础的化疗方案。目前放疗尚不单独作为新辅助治疗的手段，其在新辅助联合放化疗中的作用还需要进一步研究证实。另外，随着免疫治疗在抗肿瘤治疗中的应用越来越受关注，且在已开展的部分临床研究中显示出潜在疗效，因此，免疫治疗如抗 PD-1 单抗治疗也可纳入新辅助治疗方案当中。

　　总体上说，新辅助治疗前需综合评估患者自身体质及肿瘤的生物学行为，经多学科 MDT 讨论后制订个体化新辅助治疗方案。新辅助治疗一般建议至少 2~4 个周期，最终的新辅助治疗时间需根据患者在治疗期间的肿瘤大小变化、肿瘤标记物变化及临床反应和患者体质状况等综合性评估，由多学科 MDT 讨论后决定。对于治疗后疾病无进展的患者，即使影像学检查未见明显的肿瘤降期，但是临床上患者的症状有明显改善，血清肿瘤标记物明显下降等也建议行手术探查。行手术探查时首选腹腔镜探查，在排除远处转移及可手术的前提下争取根治性切除。

（五）胰腺癌新辅助治疗的疗效怎么评价？

　　目前仍缺乏理想的评估胰腺癌患者新辅助治疗效果的手段。影像学检查是评价胰腺癌新辅助治疗效果的主要方式，同时应结合 PET-CT、肿瘤标记物及患者全身情况等综合评价。

　　目前采用的 RECIST 标准难以体现肿瘤的异质性、活性、血供、免疫细胞浸润等生物学属性。胰腺癌是一种间质丰富的肿瘤，治疗后肿瘤周围组织会产生炎症反应及纤维化，即使治疗有效，肿瘤大小及重要血管的受累范围也常常无显著变化，因此难以靠目前的 RECIST 标准对胰腺癌新辅助治疗的效果及肿瘤可切除性进行准确评估。

　　PET-CT 对新辅助治疗效果评估的准确性优于 CT，新辅助治疗前后 PET-CT 上肿瘤 SUV 摄取值的改变可认为与患者的预后相关。

　　另外，基于双能量 CT 碘含量测定、CT 或者 MRI 灌注扫描、MRIDWI

及 PET-MRI 检查等，都可作为传统形态学评估的重要补充。

血清 CA19-9 是胰腺癌预后的独立预测因素。治疗后 CA19-9 水平下降超过 50% 的患者预后更好，恢复至正常水平的患者术后生存获益更显著。对于交界可切除的胰腺癌患者，治疗后 CA19-9 稳定或者下降且影像学检查结果提示肿瘤无进展的，都应该积极行手术探查。

十四、消融治疗有哪些?

消融治疗具有创伤小、靶向性好、安全、痛苦小等优点。经过近几十年的发展，已逐渐成为胰腺癌治疗的一种重要手段。消融治疗主要包括温度消融、激光消融和非温度非激光消融3种方法。其中温度消融包括射频消融、微波消融、冷冻消融和高强度聚焦超声消融；激光消融主要是光动力疗法；非温度非激光消融包括不可逆电穿孔、放射性粒子植入等。

消融治疗有哪些?

1. 射频消融和微波消融

射频消融或微波消融采用影像定位技术将热消融针直接穿刺到肿瘤组织，通过输出一定功率和能量使肿瘤组织发生凝固性坏死。射频消融产生的热量保持在50~100℃，消融时间较微波消融久；微波消融产生的热量需保持在150℃以上，以产生更大的消融区，消耗时间较短，且不受电流传导、组织干燥、组织碳化等影响。射频消融多采用电极针，通过射频电流在电极针周围产生极性分子振荡而产热；微波消融是将电磁波能量通过同轴电缆、微波辐射电极导入肿瘤组织，在电极周围形成辐射场，激发极性分子振动及旋转而产热。目前微波消融主要在日本和中国使用，而射频消融在全世界范围内都有应用。由于胰腺解剖复杂，与周围血管、胃肠道关系密切，且胰腺癌瘤体硬度较高，目前报道的胰腺癌射频或微波消融治疗仍以开腹直视手术为主，这在一定程度上限制了其应用。近年来，随着新型制冷型射频探针的应用，部分单位正积极开展利用内镜超声引导或经皮射频消融技术治疗胰腺癌的研究。

多项研究显示，射频消融治疗胰腺癌后肿瘤明显坏死，患者腹痛和背痛等肿瘤相关症状显著减轻，肿瘤标记物明显降低，患者生存期较接受保守治疗的患者显著延长，证实了射频消融在部分胰腺癌患者治疗中的价值。

文献显示微波和射频消融并发症发生率和致死率均较低。可能出现的并发症有急性胰腺炎、胰瘘、邻近器官损伤所致的消化道出血、脾动脉瘤、胆瘘、邻近胃肠道的损伤等。其中，急性胰腺炎为较常见的并发症，考虑可能与消融治疗破坏正常胰腺组织有关。

2. 冷冻消融

冷冻消融主要指氩氦刀冷冻治疗。氩氦刀冷冻消融技术由工作系统、控制系统、治疗计划系统、冷冻探针、测温探针及其他附属设施组成。其主要原理为：当穿刺针插入肿瘤组织时，用氩气、氦气分别作为冷媒和热媒，当高压力区气体通过微小的孔道进入低压区域时，会发生节流；氩气经过节流后温度迅速下降，氦气经过节流温度上升，两种气体交替节流。氩气经过节流后温度可下降至 –140℃；而氦气经过节流后温度可上升至20~40℃。此两者交替即可完成对组织细胞的"温度过低—冰晶形成—解冻复温"过程。氩氦刀冷冻消融技术杀伤肿瘤组织的机制包括溶解效应、凋亡效应、微血管血栓形成等。

冷冻消融安全性较高，但仍以开腹手术为主。与微波消融、射频消融等热消融相比，冷冻消融的优势在于：影像学引导更加清晰便利，在超声或 CT 引导下冰球和肿瘤边缘都清晰可见；探针很细，对穿刺路径损伤较小，适合胰腺体积较小、质地柔软，解剖结构复杂等特点；对大血管无严重损伤；不会发生严重疼痛；胃肠道及大血管等部位的不良反应更小；冷冻后肿瘤细胞会释放肿瘤抗原，作为"冷冻免疫"可激发机体抗肿瘤免疫。经皮冷冻联合 ^{125}I 粒子植入在不能手术切除的胰腺癌治疗上有相辅相成作用。

3. 高强度聚焦超声消融

高强度聚焦超声消融的作用机制是利用超声的可视性、组织穿透性和聚焦性等物理特性，通过其热效应、空化效应和机械效应，从体外定位，直接破坏体内深部肿瘤组织，使局部肿瘤组织温度骤升 (达 65℃ 以上)，使其细胞内蛋白质迅速凝固，引起肿瘤细胞的不可逆性死亡，从而达到杀灭肿瘤细胞的效果。高强度聚焦超声消融除可杀死局部肿瘤细胞外，还通过解除肿瘤对机体免疫功能的抑制而提高宿主的抗肿瘤能力，使机体免疫功能增强。近年来，我国学者开展了高强度聚焦超声消融治疗肝癌、胰腺癌、乳腺癌、骨肉瘤等的实验和临床研究，对高强度聚焦超声消融治疗的疗效、安全性、治疗后的病理组织学改变、超声图像的改变、临床剂量学等进行了一系列的研究。结果显示，高强度聚焦超声消融治疗肿瘤是安全有效的。通过 CT 精确定位、立体定向等中心非共面三维适形照射技术，在病灶区肿瘤组织接受高剂量照射的同时，肿瘤周边剂量锐减，胰腺周围的正常组织受到的照射剂量小副反应低，而病灶区肿瘤组织的剂量则可显著提高。此外还有超声热疗，通过使用此系统把肿瘤的温度加热范围控制在 42~45℃之内，达到使肿瘤坏死的目的。

国内外大量研究结果显示，高强度聚焦超声消融治疗中晚期胰腺癌时，患者生存时间有延长，并可减轻患者疼痛症状，无切口创伤，术后恢复快，明显改善了患者的生存质量。但目前无前瞻性研究，尤其在远期生存率方面有待进一步观察。和射频消融、微波消融相比，高强度聚焦超声消融治疗时间较长，这点在肿物较大时尤其明显。且超声通道、含气胃肠道、呼吸的移动等因素都在一定程度上影响了疗效，限制了其临床使用。但高强度聚集超声消融具有操作相对简便、无须开腹手术、可反复多次治疗的优点，是手术和其他方法无法替代的。

十五、什么是"纳米刀"治疗？哪些患者适合做？

（一）什么是"纳米刀"治疗？

从 20 世纪 80 年代开始，电脉冲技术已广泛应用于微生物杀灭、细胞融合、基因转染、癌症治疗等多个方面。在肿瘤治疗方面，20 世纪末出现了一种新的治疗方法，即电化学疗法。通过电场对细胞的作用使细胞膜发生瞬时穿孔，从而将化疗药物输送至细胞内，这种疗法也称之为脉冲电场辅助下的药物化疗。电化学疗法并未从根本上摆脱化疗药物本身的不良反应。随后的研究表明，在电脉冲的脉冲波形、脉宽、电场强度等参数发生变化时，电场能诱导细胞内钙离子释放、基因表达增强等，使细胞膜形成不可逆的孔洞（即不可逆的电穿孔），进而无法维持内环境的正常生理平衡，最终引起细胞死亡。这种凋亡细胞在电场取消后不能自动恢复，所以使用这种技术可以在不使用化疗药物的前提下达到选择性杀死肿瘤细胞的目的。"纳米刀"消融术即是在这种机制和背景下诞生的。

"纳米刀"消融术是基于不可逆电穿孔原理形成的新型非物理消融微创治疗技术。特殊材料制成的纳米刀电极短时间内释放高压电脉冲作用于细胞膜，产生不稳定电势，使细胞膜通透性增大，脂质双分子层发生穿孔，形成纳米级小孔。随着电场强度、作用时间及脉冲周期的变化，逐渐在细胞膜上形成不可逆穿孔，最终导致细胞不可逆凋亡，进而被吞噬细胞吞噬。随后通过纤维组织增生、再生修复，逐步被正常组织取代，最后肿瘤组织彻底消融。这种消融技术不仅可以有效保护肿瘤周围重要结构，而且有消融区域组织可再生的优势，已逐渐受到外科医师的广泛重视。

2005 年"纳米刀"消融术作为一种独立的消融方法应用于肿瘤临床治疗，并建立了大型的动物模型。经过前期大量理论及动物实验研究，"纳米刀"消融术于 2011 年 5 月获得美国食品与药品管理局（FDA）批准应用于临床实体肿瘤消融治疗，并通过了欧盟 CE 认证。由美国 AngioDynamics 公司生产的不可逆电穿孔消融设备 Nanoknife（纳米刀）已于 2012 年 4 月由 FDA 批准在美国应用于临床。2015 年 6 月我国食品药品监督管理局批准纳米刀消融设备用于肝脏和胰腺肿瘤消融治疗。该设备由高压电流发生器、消融电极针和心电同步监测仪构成。根据瘤体大小和形状，可选择 2~6 根消融电极和合适的消融参数（电压 1500~3000V，脉冲 90~100 个，脉宽 70~100μs）对肿瘤进行消融。

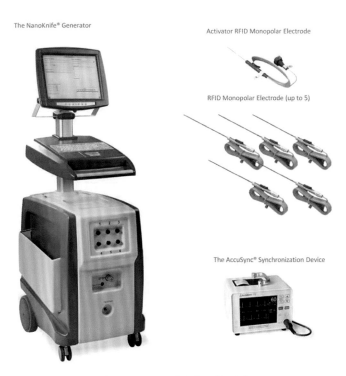

图 3-15-1　"纳米刀"设备

截至目前，国外已将"纳米刀"消融术作为一种常规的治疗手段应用于肿瘤临床治疗，疗效显著。其主要优势体现在：

（1）术后并发症少、手术安全性高，只引起消融区细胞膜"选择性损伤"，几乎不会对周围血管、胆管、胰管等骨架结构造成破坏，有效降低术后胰瘘、胆瘘及出血发生率，手术安全性明显提高。

（2）精准定位、精确控制、实时监控。该技术可在超声和 CT 等影像学导航下实施，准确把握探针位置和消融区域大小，还可根据电流波形实时判断消融程度，做到精准布针、精确控制、及时调整。

（3）时间短、消融彻底、疗效显著。与射频消融等相比消融时间短，且不存在热沉降现象（热池效应），能够彻底消融肿瘤组织，疗效显著提高。

（4）治疗区域再生修复。凋亡肿瘤细胞释放免疫物质，激活机体免疫系统，进而被吞噬细胞吞噬，促使消融区域快速再生修复，恢复正常功能。

（二）哪些胰腺癌患者适合做纳米刀？

目前认为"纳米刀"消融手术的适应证主要包括：术前诊断为局部进展期胰腺癌患者，或无法耐受手术切除的可切除胰腺癌患者；年龄小于 80 岁；肿瘤直径小于 5cm；无心脏起搏器及无严重心血管疾病史等。另外，对于体积较大的肿瘤，治疗时也可联合其他治疗方法，如外科手术、介入、射频消融、化疗、生物治疗等，做到综合性、多方案、个体化治疗。

总之，随着大量临床研究的开展，"纳米刀"消融术作为一种安全有效的微创治疗方法，必将进一步成熟，对于提高胰腺癌整体治疗水平以及延长患者生存期、提高生存质量具有重要的临床价值。

十六、什么是经动脉灌注化疗？哪些患者适合做？

对于不能手术切除的局部晚期胰腺癌患者，可采用经动脉灌注化疗。通过导管或微导管将化疗药物直接灌注到胰腺癌主要供血的动脉（如胃十二指肠动脉等）。化疗药物经导管灌注到肿瘤组织内进行杀瘤治疗，可以提高肿瘤局部的化疗药物浓度，同时降低全身化疗药物的浓度。因此，在采用该方案化疗时，患者通常并发症少、耐受性好。

对于合并肝转移的胰腺癌患者，在腹腔干或肝总动脉灌注化疗药物是有效的治疗方法之一。在全身化疗失败的患者中，全身化疗失败的药物在局部灌注时仍可能达到控制肿瘤生长的作用。因此，经动脉灌注化疗有望成为无法耐受全身化疗及全身化疗失败的进展期胰腺癌的姑息性治疗方法之一。该疗法能够控制原发肿瘤生长，减轻腹痛等症状，提高患者的生活质量，延长患者生存期。

1. 哪些患者适合做经动脉灌注化疗呢？

一般来说，不能手术切除的局部晚期胰腺癌患者、本身有多种心脑血管合并症等无法耐受大型手术的胰腺癌患者、或胰腺癌伴孤立肝转移的患者等都可以考虑做经动脉灌注化疗。

2. 哪些患者不适合做经动脉灌注化疗呢？

一般来说，主要包括：①对血管造影及对比剂过敏的；②有出血或凝血功能障碍性疾病不能纠正，有明显出血倾向的；③大量腹水、全身多处转移的；④肝、肾功能差，超过正常参考值 3 倍的；⑤全身器官衰竭，明显恶液质，ECOG 评分 >2 分，伴多脏器功能衰竭的。以上这些患者均应慎重选择。

3. 经动脉灌注化疗有哪些常见的并发症呢？

与血管内操作相关的并发症有血肿、动脉夹层形成、动脉痉挛或闭塞等。与化疗药物相关的并发症有恶心、呕吐、疼痛、发热、骨髓抑制、肝功能损害、肾功能损害等。绝大部分并发症都是轻微可控的，及时积极对症治疗后都能很快恢复。

总之，经动脉灌注化疗是无法耐受全身化疗或全身化疗失败的晚期胰腺癌患者的治疗选择之一，该治疗是相对安全、有效的。

十七、什么是放射性粒子植入治疗？
哪些患者适合做？治疗的方法和并发症有哪些？

（一）什么是放射性粒子植入治疗？

我们通常所说的放疗指的是外照射治疗，其射线需经由人体的皮肤及正常组织到达肿瘤部位。在照射胰腺肿瘤时，可能累及到胰腺周围的胃、肠和肝组织等，而这些器官对射线的耐受量一般较低，因此放疗容易引起恶心、呕吐或肝功异常等不良反应。若放疗设备的精准度不够高，适形性不够强，不能在提高肿瘤部位剂量的同时降低周围正常组织受量的话，就可能会造成胃肠出血、穿孔或狭窄等严重不良反应。而放射性粒子植入治疗则将放射源直接植入肿瘤病灶，在肿瘤内直接对肿瘤进行照射，这样就不会对周围的正常组织造成严重的放射性损伤。

譬如我们临床上常见的 ^{125}I 粒子植入术就是在 CT 或超声引导下将放射源 ^{125}I 粒子直接植入肿瘤组织内，使其不断发射 γ 射线。连续低能的 γ 射线对肿瘤细胞持续作用，从而促进细胞凋亡、抑制肿瘤生长。该治疗方法的优点在于：无论肿瘤细胞处于哪个分裂周期，射线均可持续不断地杀伤肿瘤细胞，且对周围正常组织影响较小。该技术还有操作简便、手术创伤小等优势。此外，它能有效缓解疼痛、黄疸等临床症状，提高患者的生存质量，在与化疗等系统性药物治疗联合应用时，该疗法更能提高患者的临床受益率，延长患者的生存期。

（二）哪些患者适合做放射性粒子植入治疗？

胰腺癌患者中只有 10%~15% 的人有行根治性手术切除的机会，而放射性 ^{125}I 粒子植入的操作对患者本身的要求相对没有那么严苛，一般来说可以应用于如下几种患者：

111

（1）不可切除的局部晚期胰腺癌，包括肿瘤侵犯大血管（肠系膜上血管、腹腔干或门静脉）且不可切除重建的患者。

（2）晚期胰腺癌的远处转移的患者。

（3）一般情况较差，无法耐受或拒绝行根治性手术切除的患者。

（4）胰腺肿瘤切除术后局部有残留病灶的患者。

（5）有持续性腰部疼痛，常规药物镇痛效果不佳，严重影响生活质量的患者。

但是要注意这种局部治疗必须在全身系统性药物治疗的基础上执行，否则，单纯这种局部治疗并不能有效改善患者的生存期。

（三）^{125}I 粒子植入治疗的方法有哪些？

1. 开腹术中放射性 ^{125}I 粒子植入

这是放射性 ^{125}I 粒子最实用、最经典的植入方法，特别是术中超声引导 ^{125}I 粒子植入，因其操作相对简单且安全性高而得到广泛使用。

2. 影像学引导经皮穿刺放射性 ^{125}I 粒子植入

术前确诊胰腺癌但经评估无法手术切除的患者，或不愿意及不能承受全身麻醉开腹手术的患者，可优先考虑该手术方式。但该手术对影像设备以及操作者的解剖知识、临床经验等要求较高。

CT 引导是目前经皮穿刺植入放射性 ^{125}I 粒子较常用的引导方式，因其安全可靠而取得了良好的临床效果。

超声引导经皮植入放射性 ^{125}I 粒子治疗胰腺癌运用较早，但国内外相关的报道较少。其拥有穿刺路径选择多样、时效便捷、无放射性等优点，但同时也存在经皮探查胰腺受患者体型、胃肠胀气等因素干扰的缺点。

近年来，3D 打印模板因其精准和安全的特点，在医学上的运用越来越广泛。3D 打印模板联合 CT 引导植入放射性粒子治疗胰腺癌也成为了研究热点。

3. 超声内镜（Endoscopic Ultrasound，EUS）引导放射性 ^{125}I 粒子植入

经过长时间的研究，EUS 引导植入放射性 ^{125}I 粒子治疗晚期胰腺癌已被证实安全有效。通过 EUS 可以清楚地辨别胰腺周围脏器及血管，并且安全无创。在内镜下穿刺胰腺肿瘤，穿刺距离短，操纵性强，相对经皮穿刺更加安全。

随着科学技术的发展，放射性 ^{125}I 粒子植入的引导方式呈现出多样性的特点。术前，必须根据肿瘤特征、医院条件、操作者水平等综合考虑，遵循个体化原则，为患者制定最优的治疗方案。

（四） ^{125}I 粒子植入治疗胰腺癌有哪些并发症？如何处理？

放射性 ^{125}I 粒子植入治疗胰腺癌的并发症发生率相对较低。并发症的发生率与粒子植入的方式及肿瘤的部位密切相关。放射性 ^{125}I 粒子植入治疗的常见并发症及其处理如下。

（1）**胃肠道症状**：常见胃肠道症状有胃排空障碍、恶心呕吐、腹胀腹痛等，是放射性粒子植入治疗最常见的并发症，但症状一般较轻，可服用促进胃肠道蠕动的药物及胃肠道黏膜保护剂来缓解，经积极对症处理后能在短期内好转。^{125}I 粒子对肿瘤及周边组织的放射性损伤、患者营养状况差等可能引起腹水，应给予适当的营养支持，通过人血白蛋白和利尿剂治疗即可缓解。

（2）**发热**：术后短期内发热主要考虑与手术应激、辐射性炎症、小血肿吸收等有关，通常体温小于 38.5℃。临床上应结合发热时间、症状等详细分析患者的发热原因。非感染性发热可予物理降温等对症处理。如怀疑感染性发热或有血培养、分泌物培养等感染证据时，应及时使用有效抗生素。

（3）**出血、胰瘘及乳糜漏**：该类并发症是粒子植入最常见的严重并发症，通常因植入过程中损伤血管、胰管或淋巴管所致，严重者可引起大出血、腹腔感染、急性胰腺炎甚至胃肠道穿孔。所以术中对穿刺点的选择

尤为重要，推荐在超声引导下避开大血管和主胰管进行穿刺。术中穿刺点出血或胰瘘可予"8"字缝合穿刺点或网膜覆盖缝合穿刺点。术后首先要根据引流情况判断有无出血及胰瘘，且保证充足营养支持并控制感染；可给予腹腔反复负压冲洗以保证通畅引流，也可考虑介入治疗；保守治疗失败或出血严重时应果断行剖腹探查手术。术后出血也可能是由胰瘘或辐射损伤血管引起，故胰腺手术后常规推荐行抑酸、抑酶治疗。

（4）粒子移位：此类并发症在临床中并不少见，粒子可随血流移位至肝脾，也可从穿刺口脱落至腹腔。众多研究表明，此类患者随访期间大多无明显症状，不需特殊处理。术后复查X线平片有助于早期发现粒子移位。对此类患者要严密随访，以早期发现早期处理。

总之，放射性^{125}I粒子植入治疗手段给恶性肿瘤的治疗提供了丰富的治疗思路，其方法各有千秋，这种新的治疗方法发展前景广阔，一定会给胰腺癌的治疗带来曙光。

十八、关于癌痛的相关问题

　　绝大多数的肿瘤患者在生病期间都会经历癌痛带来的困扰。患病期间的疼痛应该如何处理？癌痛的治疗原则是什么？三阶梯止痛是什么意思？止疼药有哪些副作用？吗啡类的药物用了会不会成瘾？相信大家对这些问题都很疑惑，这一章节将就这几个问题向大家解答。

（一）肿瘤患者出现疼痛应该如何处理？

　　首先，肿瘤患者出现不同部位的疼痛时应该先去医院，由主管医生判断，疼痛的原因是否与肿瘤相关，还是合并其他的问题。比如是不是由肾结石引起的腰腹部绞痛，由阑尾炎引起的腹痛或者由心肌缺血引起的心绞痛等情况，千万不可麻痹大意，应尽快就诊，明确诊断。只有排除了其他原因，才能明确是由肿瘤引起的癌痛。这时要根据医生的建议，遵医嘱用药。

　　癌痛的治疗还要分清具体引起癌痛的原因：比如由放疗、化疗引起的疼痛，可以对症处理，随着时间的延续，症状会逐渐减轻或者消失；而神经病理性的疼痛，比如放电样、烧灼样、针刺样疼痛，可以采用加巴喷丁、普瑞巴林等神经调节剂来控制；又比如由肿瘤骨转移、骨质破坏引起的疼痛，可以采用局部放疗的方法，在止痛的同时，又可以防止病理性骨折的发生。

（二）癌痛的治疗原则是什么？

　　（1）**口服给药**：因为口服给药最为简单方便，不易成瘾，因此是癌痛治疗的首选给药途径。对于因为病情不宜口服给药的患者可选用其他给药途径（比如透皮贴剂、纳肛等）。

　　（2）**按阶梯给药**：应根据病人的疼痛程度，有针对性地选用不同强度的镇痛药物（具体参照下文"三阶梯镇痛治疗原则"）。

（3）**按时给药：**患高血压和糖尿病这类慢性病的患者都知道，要按时服药才能控制好血压、血糖；癌痛也是类似。它也是24小时持续存在的，按时吃药才能让患者身体里的药物浓度稳定，从而很好地控制疼痛。所以，应以缓释阿片类药物作为基础维持用药，按规定时间规律性地给予镇痛药。

（4）**个体化用药：**患者之间存在个体差异，因此医生应该为患者制订个体化的用药方案。晚期癌症病人长期使用阿片类镇痛药（如吗啡）且无剂量限制，所以应根据个体对吗啡等阿片类镇痛药的耐受程度决定用药剂量，但使用期间也应严密注意监控不良反应。同时，还应鉴别是否存在神经病理性疼痛，如果存在则考虑联合使用三环类抗抑郁药物或抗惊厥类药物等。如果存在肿瘤骨转移引起的疼痛，应联合使用双膦酸盐类药物以抑制骨破坏。

（5）**注意具体细节：**对使用镇痛药物的病人，要密切观察疼痛缓解程度和机体反应情况，注意药物联合应用的相互作用，并及时采取必要措施以尽可能减少药物的不良反应，提高病人的生活质量。

（三）什么是三阶梯止痛？

对于癌痛的量化，我们经常采用数字评分法（NRS），就是用数字0~10代替文字来表示疼痛的程度。具体来说，我们将一条直线等分为10段，按0~10分次序评估疼痛程度，让患者根据自己的感受在描述过去24小时内最严重疼痛的数字上画圈。具体参考图3-18-1。

根据世界卫生组织（WHO）"癌痛三阶梯镇痛治疗"的原则，不同程度的疼痛需要针对性地选用不同强度的镇痛药物：轻度的疼痛一般采用非甾体消炎镇痛药物；中度疼痛采用弱阿片类药物；重度疼痛采用强阿片类药物。具体如下表所示。

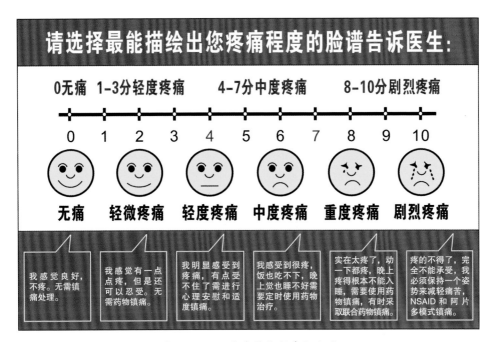

图 3-18-1　疼痛量化数字评分法

表 3-18-1　癌痛三阶梯镇痛治疗

疼痛的分级	轻度疼痛	中度疼痛	重度疼痛
NRS 分值	NRS ≤ 3 分	3 分 <NRS ≤ 7 分	NRS>7 分
非甾体消炎镇痛药物	√		
低剂量阿片类药物或弱阿片类药物	（非甾体类药物禁忌时）	√	
强阿片类药		√也可使用	√
合用非甾体消炎镇痛药物及辅助镇痛药物		√	√

近年来的研究表明，弱阿片类药物与非甾体消炎镇痛药在治疗癌痛的疗效上无显著差异，而低剂量强阿片类药物对中度癌痛的镇痛效果显著优于弱阿片类药物，且弱阿片类药物的使用存在"天花板效应"（每日的使用剂量有限制），因此推荐中度疼痛病人也可从使用低剂量强阿片类药物开始。

（四）止痛药有哪些副反应？如何处理？

1. 非甾体类药物的副反应及应对措施

非甾体消炎药可以直接作用于胃肠道，所以可能会破坏胃肠道黏膜，严重的患者甚至会出现胃出血，因此有胃溃疡病史的患者最好不要使用；有的非甾体消炎药（比如塞来昔布）没有胃肠道的反应，但它的副作用是增加心脑血管病的发病风险；此外，对乙酰氨基酚类药物对肝脏有一定的毒性。

如果患者在用药过程中出现了胃部的不适，应立即停用，或者加用胃黏膜保护剂、质子泵抑制剂等药物做补救。

2. 阿片类药物的副反应及应对措施

阿片类药物的副作用主要是便秘、恶心呕吐、嗜睡、呼吸抑制和尿潴留等。

便秘的发生率最高，在80%以上。很多肿瘤患者本身因为长期卧床、年老体弱，胃肠道功能已经较弱，再加上阿片类药物的副作用，便秘可能更加严重。为了缓解便秘，患者自己要适当地多活动，吃一些比较容易消化的水果蔬菜，再配合使用一些缓泻剂，比如番泻叶、乳果糖等。

第二常见的不良反应就是恶心、呕吐。刚开始使用阿片类药物的患者中大概有60%会出现恶心、呕吐的反应。但是如果患者能够在开始服药的前两周克服这种恶心呕吐的感觉，后面就会逐渐适应。因此，刚开始服药时恶心呕吐严重的患者可加用胃复安、昂丹司琼等止吐药，过一段时间慢慢就能耐受了。

阿片类药物的不良反应中最严重的就是药物中毒。患者可能会出现呼吸抑制的现象，临床表现为呼吸频率减慢、血氧饱和度下降，严重者会出现针尖样瞳孔。这时需要紧急减药、停药，并用纳洛酮等药物解救。

还有很少量的病人会出现尿潴留的现象，对于这种情况，可进行膀胱区的热敷、针灸以及打开自来水管听流水声刺激听觉等予以治疗。

（五）服用阿片类药物会成瘾吗？

很多患者担心自己服用吗啡等止疼药会像吸毒一样成瘾，因此拒绝使用。其实这种观念是错误的。

阿片类药物指天然的阿片生物碱（罂粟未成熟蒴果经割伤果皮后，渗出的白色乳汁）和其半合成及全合成衍生物。虽然其有很多药理作用，但在临床实践中主要应用其镇痛镇静作用。

阿片类药物长期使用一般只针对慢性疼痛，而在慢性疼痛中使用的阿片类药物都是口服控缓释制剂（以美施康定、奥施康定、曲马多为代表）。这类制剂应用现代高科技手段，使药物在胃肠道缓慢释放、吸收，血药浓度能在较长时间内保持稳定止痛浓度，不会造成血药浓度迅速上升，达不到成瘾的浓度，因而是安全的。

所谓成瘾特征是持续的不择手段的渴求使用阿片类药物，其目的是达到"欣快感"而非镇痛，这种对药物的渴求行为才会导致药物滥用。

长期临床实践证明，在以止痛为目的时，在常规剂量规范化使用阿片类药物的情况下，疼痛患者出现的成瘾极为罕见。长期服用吗啡和其他阿片类药物的患者，成瘾的患者只占 0.029% 和 0.033%，也就是说成瘾性非常低。

十九、胰腺癌患者为什么容易出现黄疸或消化道梗阻？如何治疗？

（一）胰腺癌患者为什么容易出现黄疸？如何治疗？

胰腺癌患者常常因为皮肤或者巩膜发黄而来医院就诊，这些症状都属于黄疸。胰腺癌患者为什么容易出现黄疸呢？这与胰腺和胆道的解剖结构密切有关。

首先我们来看一下胆汁的流出通道：胆汁由肝脏产生，排出过程中先后经过左、右肝管、肝总管和胆总管。胆总管分为十二指肠上段、十二指肠后段、胰腺段、十二指肠壁内段，经壶腹部的十二指肠乳头进入十二指肠。胰头癌患者体内的肿瘤往往会压迫胆总管，致使胆汁排出受阻，而反流入血形成黄疸。

胰腺癌伴发的黄疸常常是梗阻性黄疸。实验室检查提示总胆红素异常增高，其中以直接胆红素增高为主，间接胆红素增高为辅（直接胆红素 + 间接胆红素 = 总胆红素）。那么胆红素是什么呢？胆红素由人体衰老红细胞破坏、降解而来，进入肝之前被称为间接胆红素；进入肝之后经代谢变成了葡萄糖醛酸胆红素，又被称为直接胆红素。直接胆红素随着胆汁进入小肠，在小肠生成胆素原，胆素原进一步氧化成黄褐色的胆素，这就是粪便的主要颜色。一小部分的胆素原进入体循环，并随尿排出，这部分称为尿胆原，它是尿颜色的来源之一。所以胰腺癌导致的梗阻性黄疸时常常看到患者大便颜色变浅，尿的颜色变深。

梗阻性黄疸最有效的治疗方法就是找到梗阻的部位并及时疏通胆管。目前明确胆道梗阻部位的最高效的检查方法是胰胆管造影磁共振（MRCP）。通过磁共振对胰胆管结构进行重建，可以清晰地发现胆道的梗阻部位。医生再根据梗阻部位选择合适的胆汁引流技术。目前临床上使用较多的是经内镜逆行胰胆管造影（ERCP）辅助下胆总管支架置入或鼻胆管引流（ENBD），其次为经皮肝穿刺胆道引流术（PTCD）。下面简单介绍一下这些治疗技术：

（1）经内镜逆行胰胆管造影辅助胆总管支架置入术：先将内镜插入十二指肠降部，寻找胰胆管开口的乳头，再经活检孔插入造影导管至胆管，注入碘对比剂进行 X 线检查，以显示胆管狭窄或梗阻的情况。在胆总管狭窄部位置入支架引流胆汁。该项技术对人体的损伤小，符合正常的胆道引流途径，是胆道梗阻引流的首选方法。但是其操作相对复杂，对于体弱、无法耐受长时间内镜操作或者既往接受过复杂胆管改道手术的患者不建议行此项治疗。另外，胆道支架分两种类型：一种为塑料支架，常规 3 个月左右需要更换；另一种为金属支架，直径远比塑料支架的直径大，引流效果及支架通畅时间要优于塑料支架。值得注意的是，胆道支架仅暂时解决胆道梗阻，如疾病持续进展，可能会再次出现黄疸。另外，ERCP 术后反流性胆道感染的风险也相对增加。

（2）内镜下鼻胆管引流术（ENBD）：基本步骤同胆道支架置入术，不同之处是于梗阻部位置入鼻胆管，外接无菌引流袋，将胆汁引流至体外，起到迅速降低胆道压力及解除胆道梗阻的作用，可有效控制胆道感染，进而使患者病情得到缓解。适合人群包括：

1）梗阻性黄疸患者术前减黄引流。

2）急性胆管炎或胆源性胰腺炎胆道引流。

3）胆管结石病人的冲洗排流等。

不适宜人群：肝内多级分支胆管受侵导致引流范围极为有限者慎用。

（3）经皮肝穿刺胆道引流术（PTCD）：在 B 型超声结合 X 线监视引导下经皮经肝在胆道内放置导管的一项技术手段。PTCD 可通过内引流和外引流的方式引流胆汁。经 PTCD 途径在胆道狭窄段置入支架可以实现内引流。对于恶性梗阻性黄疸患者，术中导丝不易经过狭窄的胆管，单纯的外引流方式较为常见。此外，PTCD 术后经导管植入放射性碘粒子行内照射治疗同样在临床上有一定疗效。PTCD 术后需要长期留置导管和引流袋，影响患者生活质量，并可能出现穿刺点的感染、引流管移位等并发症。但 PTCD 操作相对简单，只要存在明确的肝内胆管扩张引起的梗阻性黄疸且无明显操作禁忌证则可选择此种引流途径。

总之，胰腺癌患者出现黄疸，首先需要明确原因及梗阻部位，再根据情况选择合适的减黄微创手术，基本上都可以迅速解决问题，化险为夷。

（二）胰腺癌患者为什么容易出现消化道梗阻？如何诊断和治疗？

1. 胰腺癌患者为什么容易出现消化道梗阻？

胰腺癌容易并发的肠梗阻可分为两种情况：一种是胰腺肿瘤压迫十二指肠或者小肠导致的上中消化道梗阻；另一种情况是肿瘤转移到腹腔（大网膜转移或者腹腔淋巴结转移或者腹腔播散转移），导致肠粘连进而导致下消化道肠梗阻。

胰腺癌患者出现消化道梗阻时，经常会出现腹痛、腹胀、进食后恶心、呕吐甚至是肛门停止排气排便等症状。

消化道分为上、中、下三部分，如果是上中消化道梗阻，临床表现主要是进食后恶心、呕吐、上腹部胀痛；如果是下消化道梗阻，主要表现是腹胀，肛门停止排气排便。

2. 当并发消化道梗阻时，应该如何诊断和治疗？

（1）上中消化道梗阻的诊断与治疗：若是上中消化道梗阻，可以做上中消化道碘水造影。造影前病人需要空腹八小时以上，造影时一般让患者采取站立位，口服泛影葡胺 200mL，可以分 2 次服用，然后医生通过 X 光透视机逐段观察，可以清楚显示消化道梗阻的位置。

如果是胰腺肿瘤压迫十二指肠水平段导致的上中消化道梗阻，可以考虑行胃镜下胃肠吻合术，这是一种先进的微创手术，术后 6 小时就可以进食了。也可以考虑行十二指肠支架置入术，术后恢复也很快，但是有支架再移位的风险。在解决了消化道梗阻后还需要积极抗肿瘤治疗，不然肿瘤持续进展会再次出现消化道梗阻。

（2）**下消化道梗阻的诊断与治疗：**如果是胰腺癌大网膜转移或者腹腔淋巴结转移或者腹腔播散转移导致的下消化道梗阻一般都是多处梗阻，这时应该以内科药物保守治疗为主。治疗的原则包括：

1）禁食禁水。

2）静脉补充营养液、水、电解质，保持每天的能量供应和电解质平衡，注意出入量平衡。

3）胃肠减压：放置一根胃管，从鼻孔进入胃内，引出积压在消化道内的液体和气体，减轻肠腔膨胀的压力。这有利于肠壁血液循环的恢复，减少肠壁水肿。

4）防治感染：肠道梗阻时很容易并发肠道感染，甚至会引起菌血症、败血症等疾病，因此需要积极进行抗感染治疗。一般需要使用三代头孢类药物，甚至针对厌氧菌或者真菌的抗生素。

有些时候也可以进行外科干预行手术切除部分肠段来缓解肠梗阻。但是一般情况下，胰腺癌引起肠梗阻时多伴有腹腔广泛转移，外科手术的意义不大。

二十、胰腺神经内分泌瘤和胰腺癌一样吗？
胰腺神经内分泌瘤的分类和治疗有哪些？

（一）胰腺神经内分泌瘤和胰腺癌一样吗？

胰腺癌，大约95%是由于胰腺上皮细胞变异而来的恶性肿瘤，其中又以胰腺导管腺癌最为常见，其发生率占胰腺恶性肿瘤的80% ~ 90%。因此，我们所说的胰腺癌通常指的是胰腺导管腺癌。胰腺恶性肿瘤还有少部分为非上皮细胞变异而来的，如胰腺神经内分泌肿瘤（源于神经内分泌系统多能干细胞的一类异质性肿瘤），发病率约5%。

胰腺癌和胰腺神经内分泌肿瘤都发生在胰腺，但这两种疾病的临床表现、致病机理、治疗方法、生存预后存在天壤之别。胰腺神经内分泌肿瘤的恶性程度远没有胰腺癌高，而且治愈率也更高。

胰腺主要由外分泌细胞和内分泌细胞组成，我们常说的胰腺癌是指来源于外分泌细胞的恶性肿瘤，包括导管腺癌、囊腺癌、腺泡细胞癌等。其中，胰腺导管腺癌是最常见也是恶性程度最高的胰腺癌类型。胰腺神经内分泌肿瘤（pancreatic neuroendocrine neoplasm，pNEN）起源于胰腺的神经内分泌细胞，具有神经内分泌标记物，能够产生生物活性胺和/或多肽激素。胰腺癌作为名副其实的癌中之王，恶性程度较高，对放、化疗不敏感，预后差，易复发，5年生存率仅为5%，晚期胰腺癌的中位生存时间仅为3~6个月。pNEN是一种罕见疾病，每年发病率约为1/10万，占胰腺恶性肿瘤的1%~2%。其预后生存率则没有胰腺癌"凶险"，早期pNEN患者手术后的长期生存率可达100%，即使晚期的pNEN患者的5年生存率也能达到25%~40%。

从临床表现来说，功能性pNEN患者常合并激素分泌增多引起的相应临床症状或特征性体征，如胰岛素瘤多引起Whipple三联征，胰高血糖素瘤可引起皮肤坏死游走性红斑，ACTH 瘤可导致满月脸、水牛背、皮肤紫纹等库欣综合征表现。无功能性 pNEN 患者多无特异性症状，常以肿瘤的占位效应、侵犯邻近器官、出现远处转移所导致的相关症状等为首发表现。而胰腺癌患者早期临床表现通常不典型，主要表现为上腹部不适、腰背部酸痛、黄疸、糖尿病相关症状、消化不良或腹泻等，易与其他消化道疾病混淆。一般主要从生化指标、影像学检查和病理学等方面鉴别胰腺癌和 pNEN。

（二）胰腺神经内分泌瘤的分类

根据 WHO 2019 胃肠 / 肝胆胰神经内分泌肿瘤分类及分级标准，胰腺神经内分泌肿瘤可分为高分化神经内分泌瘤（NET）、低分化神经内分泌癌（NEC）及混合性神经内分泌 – 非神经内分泌肿瘤（MiMEN）。其中高分化 pNET 又可分为高、中、低级别。根据患者的肿瘤家族史及肿瘤遗传学特点，分为散发性和遗传相关性肿瘤，其中散发性约占 90%，遗传性约占 10%。从临床角度，根据患者是否出现由肿瘤激素分泌导致的相应症状，可分为功能性和无功能性肿瘤。功能性 pNEN 约占 34%，常见类型包括胰岛素瘤、胃泌素瘤、胰高糖素瘤、生长抑素瘤、ACTH 瘤、VIP 瘤等。无功能性 pNEN 约占 66%，主要症状是由肿瘤压迫和远处转移引起的相关症状。

表 3-20-1　2019 年 WHO 第 5 版胃肠胰神经内分泌肿瘤病理学分类及分级标准

命名	分化程度	分级	有丝分裂计数（个 / 2mm²）	Ki-67 指数
神经内分泌瘤，G1		低级别	< 2	< 3%
神经内分泌瘤，G2	高分化	中级别	2~20	3% ~20%
神经内分泌瘤，G3		高级别	> 20	> 20%
神经内分泌癌，小细胞型	低分化	高级别	> 20	> 20%
神经内分泌癌，大细胞型		高级别	> 20	> 20%
混合性神经内分泌 – 非神经内分泌肿瘤	高分化或低分化	多样的	多样的	多样的

表 3-20-2　胰腺神经内分泌肿瘤的临床分类和特征

类型	年发病率（/10⁶）	分泌激素	常见部位	恶性比例	主要症状
功能性 pNEN					
胰岛素瘤	1~32	胰岛素	胰腺	5%~10%	低血糖
胃泌素瘤	0.5~21.5	胃泌素	十二指肠、胰腺	50%~60%	腹泻、腹痛、反酸
胰高血糖素瘤	0.01~0.1	胰高血糖素	胰腺	50%~80%	坏死游走性红斑、贫血、葡萄糖不耐受、体重下降
生长抑素瘤	少见	生长抑素	胰腺、十二指肠、空肠	50%~60%	糖尿病、胆石症、腹泻
产生 ACTH 的神经内分泌瘤	少见	促肾上腺皮质激素	胰腺	>90%	库欣综合征
VIP 瘤	0.05~0.2	血管活性肠肽	胰腺	40%~80%	水样泻、低钾血症
无功能性 pNEN		可能有激素水平的升高但未引起相关的临床症状	胰腺	60%~90%	无特异度症状，常为肿瘤压迫、侵袭、转移引起的相关症状，如消化道梗阻、出血、腹痛、黄疸等

注：ACTH 示促肾上腺皮质激素　VIP 示血管活性肠肽

（三）胰腺神经内分泌瘤的治疗

胰腺神经内分泌瘤的治疗包括手术、靶向治疗、化疗、生物治疗及肽受体放射性核素治疗（PRRT）。一般通过 CT 评估肿瘤的大小、部位、功能状态及是否存在远处转移进行术前评估，必要时结合 MRI 或者 PET-CT 检查。

对于局部可切除的肿瘤患者，手术切除是主要的治疗策略。对于功能性胰腺神经内分泌肿瘤，术前需要纠正激素过量分泌引起的症状，除胰岛素瘤优先行肿瘤局部切除或剜除术，其他的功能性 pNET 手术范围可参考无功能性 pNEN 的相应原则，并进行区域淋巴结清扫。对于无功能性 pNET 患者，肿瘤最大径小于 2cm、无症状、无区域淋巴结转移证据或局部侵犯征象的 G1、G2 级 pNET，手术的必要性尚有争议，因此建议 6~12 个月进行随访，若肿瘤进展迅速，再行手术切除。其他的 pNET 可参考胰腺癌手术的相关标准选择相应的手术术式。

局部复发、孤立的远处转移或不可切除的肿瘤可行转化治疗，再行根治性手术切除。对于不可完全切除的减瘤手术同样可以延长患者的生存并缓解临床症状，术后治疗按照晚期 pNET 患者的治疗策略进行全身和局部治疗。

pNET 的术后辅助化疗目前仍然存在争议。通常推荐高级别 pNEC 患者术后行辅助化疗，方案主要是卡铂 / 顺铂联合依托泊苷（EP/EC）。对于 G3 级 pNET 患者，可经验性地采用卡培他滨联合替莫唑胺（CAP+TEM）方案进行治疗。而 G1、G2 级患者术后复发率较低，常规不推荐术后辅助化疗。

对于不可手术切除的 pNET 患者，则需根据其病理类型选择不同的治疗方案。功能性 pNET 需要优先控制激素分泌过量引起的临床症状，同时联合全身的抗肿瘤治疗。对于局部进展期和晚期的 pNET 患者而言，推荐生物治疗用于分化较好、进展缓慢、肿瘤负荷较低的功能性 pNET 患者的一线治疗。生物治疗主要包括生长抑素类似物（SSA）和干扰素 $-\alpha$，对于肿瘤分级较高、肿瘤负荷较大或疾病进展较快的局部进展期、转移性 pNET 患者，优先推荐进行系统化疗，一线治疗采用替莫唑胺为基础的联合治疗，目前尚无公认的二线化疗方案。

pNET 的靶向治疗主要包括依维莫司（mTOR 抑制剂）、舒尼替尼（酪氨酸激酶抑制剂）和索凡替尼（酪氨酸激酶抑制剂），其中依维莫司适用于中、低级别的进展期 pNET 患者，舒尼替尼和索凡替尼适用于分化较好的进展期 pNET 患者。

PRRT 多适用于中、低级别且生长抑素受体显像（SRI）检查阳性的进展期 pNET 患者，此外在 pNET 患者的降级治疗中也具有一定的效果。

除此之外，随着免疫治疗的兴起，免疫联合靶向药物在 pNET 患者治疗的临床研究也在陆续展开，期待临床研究结果能为 pNET 提供新的治疗思路。

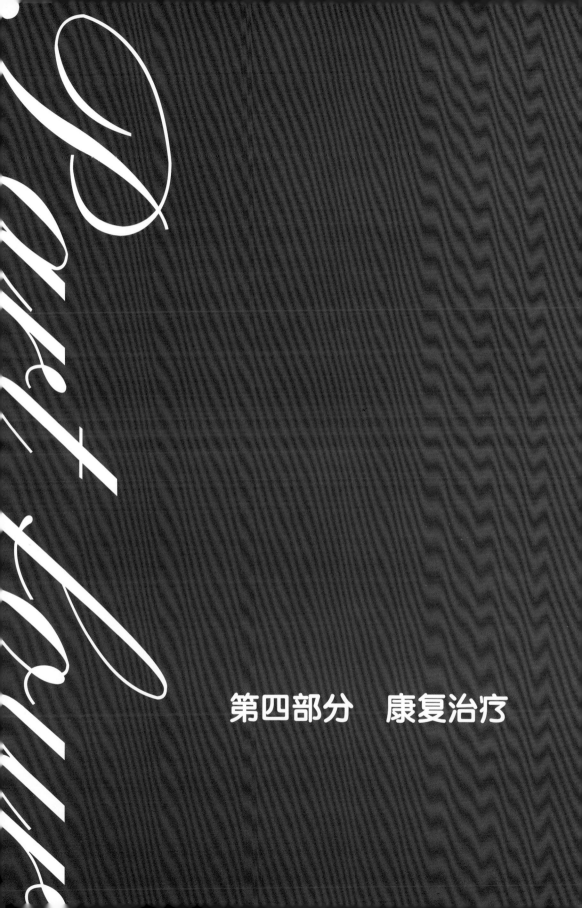

Part 04

第四部分　康复治疗

一、中医药在胰腺癌的治疗中有哪些作用？

几乎每一位肿瘤患者在治疗的过程中都会主动或者被动地产生这样一个疑问：我需要中医药治疗吗？在恐惧手术、放疗、化疗可能带来的不适时，在放疗、化疗、靶向治疗、免疫治疗等西医治疗效果不好时，他们都会想到中药。但同时另一个念头又会遏制不住地浮上心头：化疗、靶向药物都杀不死肿瘤细胞，中医药能行吗？

要一一回答以上疑问，我们首先来了解一下中医理论是如何看待肿瘤这一疾病的。中医理论的关键点在于人体的阴阳平衡。阴阳失衡，正气亏虚是肿瘤发生的基础，癌毒在脏腑功能失调、气血郁滞的基础上受内外多种因素诱导而生成，它是导致癌病的一类特异性致病因子。因此中医治疗恶性肿瘤以扶正祛邪、抗癌解毒为原则。而扶正治疗正是中医治疗的优势所在。如果把癌症的治疗比作一场残酷的战争，那么患者的身体就好比两军相争的土地。这片土地在这场战争中会不可避免地被损伤。如何维持土地的富饶，保障战争所需的供给及战后的重建，也是战争中不可忽视的重要环节，而这就是中医发挥作用的地方。

（一）中医药在恶性肿瘤综合治疗中具有哪些作用？

1. 保障患者的身体在手术后迅速恢复

手术后的肿瘤患者大部分需要后续的辅助化疗或是放疗，如何快速从手术带来的一系列不适中恢复，顺利开始放疗、化疗是术后患者的当务之急。此时中医药的益气养血，理气通腑，健脾助运等治疗方法将有力地改善患者的身体状况。

2. 保障放化疗、靶向治疗的顺利进行

大众对放化疗的副反应可能都有所耳闻，即使精准的靶向药物也会有副反应，而这多多少少会给治疗的患者带来困扰。中医药对治疗肿瘤药物

的减毒增效作用已被大量的临床研究结果证实。针对放疗所致的放射性肠炎，化疗所致的消化道症状如恶心呕吐、腹泻，靶向治疗所致的腹泻、皮疹等给予辨证结合的中药治疗；针对癌痛、便秘、失眠等给予针灸治疗；针对食欲不振，营养不良给予药膳治疗；针对恶病质，肌力下降，肌肉萎缩给予八段锦等运动治疗。中医药有多种手段应对抗癌治疗过程中的副反应，可以有效提高患者的生活质量。

3. 保障空窗期患者疗效的维持

癌症患者在接受放化疗结束后，一般专科医生除叮嘱患者定期复查外就没有对应的治疗了。所以有些患者在疗程结束后就会感到有点不知所措：没有治疗了，会不会复发转移？……于是忐忑的心情久久缠绕，反而增加了心理负担。其实此时大部分患者刚刚结束治疗，放疗、化疗的副反应还在影响着患者的生活，或是食欲不振，或是骨髓抑制尚未恢复，或是乏力易疲，或是久咳喘息，或是动则出汗……。此时中医的及时参与可以很好地解决这些问题，促进患者尽快恢复并维持一个相对正常的生理状态。

因此在抗肿瘤的整个治疗过程中都可以将中医药融入，中西医结合治疗可以促进患者的康复，改善病人的症状。

（二）中医药在胰腺癌治疗中有哪些特殊作用？

胰腺是我们消化系统中非常重要的器官，它连接胃、肠、肝、胆，是个"五岔路口"，交通非常复杂。胰腺的病变很容易导致消化道梗阻和胆道梗阻。另外，胰腺会分泌各种消化酶和胰岛素，胰腺功能障碍就会导致消化不良、糖尿病等疾病。因此，胰腺癌患者基本都会出现消化不良的症状，但是各个人的症状又不一样，这时中医的辨证施治就非常重要了。

从中医的角度看胰腺癌，一般临床将其分为以下几种证型：肝胆湿热、瘀血内阻、寒湿困脾、正虚邪恋。为何同是胰腺癌还会有不同证型呢？这又是中医理论的特点所在，中医学最基本的特点之一为辨证论治。中医看病治病始终强调患者为主体，因此同为胰腺癌，在不同的患者身上因为各人的体质、饮食喜好、工作生活的环境、所处的地域都会有不同的表现，也正因此才会有"异病同治，同病异治"的中医理论。也因此中医大夫看病时强调需要看到患者本人时方可诊病拟方，只有通过望诊中望患者面色、舌质，切诊中的脉象，再结合患者的病史、临床症状等方可做好辨证论治，明确患者的证型，拟定治疗大法及具体的方剂用药。总体而言，中医药在治疗胰腺癌时根据不同的证型采取的治疗方案主要有清热解毒、活血消癥、益气养阴、温下寒积等类别。

对于胰腺癌患者中医药治疗除了强调根据患者的个体化特征予以辨证论治外，同时也强调重视以下几个方面：

1. 治疗过程中始终顾护好患者的阳气

《黄帝内经·素问》里说"阳者卫外而为固也"，就是指人体有抵御外邪的能力，这种能力就是阳气。阳气好比人体的卫兵，它们分布在肌肤表层，负责抵制一切外邪，保卫人体的安全。人体血液、津液在体内的运行循环，都需要阳气为之敷布，而血液、津液需要通过阳气的汽化作用，才能营养全身而产生精神活动和一切的脏腑机能活动，如此才能生生不息。因此，在治疗癌症的过程中，要自始至终温补阳气，这样才能取得较满意的效果。

那么如何辨别自己是否存在阳气不足的问题呢？如果患者有面色㿠白，恶寒怕风，四肢寒凉，动则气短出汗，喜静懒动，喜食温热食物，遇寒则脘腹不适，小便清长，大便稀溏或大便质软但排出困难，舌淡脉沉等表现时就要考虑存在阳气亏虚。究其原因，有的患者素来体质偏于阳虚；有的患者平素体质偏弱，经历了手术、化疗等一系列治疗后元气大伤，致使体内阳气受损；也有的患者由于饮食生活起居不当而导致阴寒内生，阳气受损。

笔者曾有一老年胰腺癌患者，本人及家属考虑其高龄及基础疾病的问题而决定采取姑息性治疗，经半年余以益气健脾，通腑助运等治疗一直维持良好的身体状态。时至冬季，其家人安排其去海南过冬，当地亲友见其面色红润，行动如常，便纷纷质疑其是否患病，患者也放松了警惕，停用了药物。加之海南当地海产丰富，其大量进食海鲜。待其四个月后返回医院时，只见其面色晦滞，舌质淡苔白，已显阳气亏虚的征象，但其还抱有未患病的希望拒绝了服药，再过两月当家人用轮椅推其来医院时，其症情已有明显发展，回天乏术了。其本意是去温暖的海南避开寒冷，却因海边得天独厚的条件大量进食性寒凉的海鲜，导致寒邪入里损伤阳气，加之又停服药物从而促使疾病加速进展。

一般我们针对阳气亏虚的患者给予中药温阳助运的治疗，可适当选择附子理中丸、补中益气汤、金匮肾气丸等中成药。在饮食方面可适当增加姜、葱调味，对于化疗后有明显恶心欲呕症状的患者，可以用少量生姜汁点舌，有助缓解恶心症状。食物以温性为宜，比如羊肉、鹿肉、黄鳝、海虾、韭菜、茴香、龙眼、荔枝、核桃、花生、橘子等。尽量避免进食性寒的食物，比如螃蟹、老鳖、河蚌、梨子、西瓜等。

对于因化疗出现一些消化道副反应，同时辨证为脾胃虚弱，虚寒内扰的患者，可以给予中药健脾和胃，温阳助运的治疗，如以食欲不振，食入饱胀明显的可选补气运脾汤、香砂六君丸，常用人参、白术、茯苓、陈皮、厚朴、枳壳、木香、砂仁、生姜、大枣等；如以大便稀溏，遇寒尤显的可选参苓白术丸、四神丸，常用肉豆蔻、小茴香、吴茱萸、莲子肉、薏苡仁等。一般可以在化疗前及化疗期间服用，如已有恶心呕吐症状，不喜服药者，可以浓煎药汁或以颗粒剂少量冲泡，多次少量口服。同时可以配合针刺，耳穴压豆的治疗。

这一类型的患者千万不可盲目服用所谓的抗癌草药，如蒲公英、白花蛇舌草、半枝莲等清热解毒的药物，有的患者长期以蒲公英泡水代茶饮，结果适得其反，反而损失体内阳气，导致症情不轻反重。

2. 调节气机升降，保证大便通畅

胰腺癌患者常有的一个临床症状就是脘腹胀滞，甚至有的患者是以此为首发症状而就医发现了病症。从早期的隐隐作胀到晚期的腹胀难忍，同时伴有不同程度的大便不畅，给胰腺癌患者带来了极大的困扰。影响进食、睡眠，并会阻碍正常的治疗，进而导致病情的进展。患者虽然都表现为腹胀甚至腹痛、排便不畅，但仔细辨别也有差异，比如有的患者表现口干多

饮，大便干结不易解，舌红少苔，这是阴伤虚热内扰；有的患者表现口干，饮水缓解不显，排便费力，大便前干后软，这是湿热内蕴，阻碍气机。因此即使同为便秘，我们的治疗原则也是不尽相同的。对于前者可以选择增液承气汤，而后者则可以选择黄连温胆汤为主的方剂，切不可因为症状一样而随便服用其他患者服药后效果显著的中药，因为中医药治疗更强调个体化治疗。

无论是哪一种证型的患者在治疗的过程中一定要把调节气机升降贯穿其间，中药或针灸方面，可采取健脾助运，理气通腑的方法，比如予四磨汤、小承气汤、枳实消痞丸等方药口服，另外在饮食方面也要注意尽量减少重油重糖、黏糯的食物，这些均易生痰湿，进而影响正常的消化功能，导致腹胀不适，甚至排便不畅。

3. 维护良好的脾胃功能

对于胰腺癌，无论是疾病本身还是治疗时，都难以避免发生副反应。患者往往会存在一些消化道不适，比如食欲不振、腹胀腹痛、恶心呕吐、排便障碍等。这些不仅影响患者的正常营养摄入，也给患者造成不适的感受而加重心理负担。对于这方面中医药治疗具有明显的优势。中药汤剂口服外敷，还有针刺、耳压等治疗除了针对前面所述的两点，顾护阳气、调节气机，另外一点就是维护好患者的脾胃功能。中医的脾并不是西医解剖器官的脾脏，它相当于一个运输枢纽，把我们摄入的营养物质经过处理运送到全身各组织器官。

针对术后快速恢复胃肠功能，可以予中药口服和针刺促进胃肠动力增加；针对化疗所致的消化道反应可在治疗开始前予以中药口服、耳压贴敷等方式预防恶心腹胀、便秘便溏等不适；化疗间期以中药益气扶正，健脾和胃，如四君子汤、香砂养胃丸、焦三仙等方药增进食欲，以良好的身体状态迎接下一次的化疗；放化疗结束后的空窗期以中药调整身体以达到最佳平衡状态。正应了《黄帝内经》中的这句话"正气存内，邪不可干"，以尽量减少复发转移的发生。那么究竟何为调整呢？简而言之就是对有湿热内阻的患者给予清热化湿，对寒湿困脾的患者给予温阳健脾，对瘀血较重的患者给予活血化瘀治疗纠正患者身体的偏性以达到平衡状态。具体究竟采用哪种中药治疗还是需要去医院看中医师，由医生结合患者的症状，舌苔脉象来综合判断其属于何种证型，再针对性用药。也有患者有疑问，我吃中药究竟吃多久合适呢？其实这并没有一个非常固定的时间，而是由患者的身体状态来决定疗程，最终的目的就是要维持患者身体的平衡状态，通俗而言就是吃得下、不饱胀、排便畅、睡得香、活动佳、心情爽，那时完全可以停药，但定期复诊复查却不能放松。

除了服用药物治疗维护好脾胃功能，在饮食方面也需要花点心思。对于食欲不振的患者，有些家属往往急于给其补充营养，每顿饭精心烧出几菜一汤，满满放一桌，然后期待地看着患者，希望他们能够全部吃下，快速恢复体力。但对于本就脾胃虚弱的患者，这反而成为一种身体及心理上的双重负担。此时各式粥类才是更适合的营养餐。一碗营养齐全的菜粥对于患者而言既没有吃不完的心理负担，又能满足其营养所需，而且也易于胃肠道的消化吸收。因此对于抗肿瘤治疗期间食欲不佳的患者，平时可以适当增加粥类，并在其中加入经过研碎的荤素搭配的各式菜类。

（三）哪些药膳可以配合使用？如何制作？

（1）人参茯苓生姜粥（主要原料：生晒参10g或党参20g，白茯苓20g，生姜5g，粳米100g）。制作方法：将生晒参或党参、生姜切为薄片，把茯苓捣碎，浸泡30分钟，煎取药汁，后再煎取汁。将两次煎药汁合并，分早、晚两次同粳米煮粥服食。该粥具有益气补虚，健脾养胃的功效。对术后或自觉体虚易乏、少气懒言、食欲不振的患者适用。

（2）干姜粥（主要原料：干姜3g，高良姜5g，粳米100g）。制作方法：先煎干姜、高良姜取汁去渣，再入粳米同煮成粥。该粥具有温脾暖胃，散寒止痛的功效。适宜于脾胃虚寒、心腹冷痛、呕恶、泛吐清水、肠鸣腹泻的患者。

（3）砂仁藕粉（主要原料：砂仁2g，木香2克，藕粉50g）。制作方法：将砂仁、木香研为细末，拌入藕粉中，用开水冲熟后服食，可根据个人偏好的口味适量加入白糖或蜂蜜。该品具有醒脾和胃，理气止呕的功效。

（4）白术猪肚粥（主要原料：猪肚1个，白术30g，槟榔10g，粳米100g，生姜4片）。制作方法：洗净猪肚，切成小块，同白术、槟榔、生姜煎煮去渣取汁，用汁同米煮粥，猪肚块可取出蘸酱汁佐餐。该粥具有补中益气，健脾和胃的功效。

（5）桂皮山楂饮（主要原料：桂皮6g，山楂肉10g，红糖30g）。制作方法：以水煮熬桂皮、山楂，滤汁放入红糖调匀，热服。该饮品具有温胃散寒，消食导滞的功效。适宜寒气与食积阻滞于胃而引起不适的患者。

总之，对于胰腺癌患者来说，在目前指南的系列治疗中，中医药的辅助协同作用是明确有效的，主要体现在利用中药复方扶正为主祛邪为辅，调整患者的身体偏性，以求阴阳平衡，气血充足，激发患者的自身免疫功能，增强患者的抗病能力。

二、营养支持治疗对于胰腺癌患者有多重要?

胰腺癌的营养不良发病率高达 66.7%，超过其他所有肿瘤，营养不良及恶液质发病率均占所有肿瘤的第一位。在古代战场中，"兵马未动，粮草先行"是老规矩，可见无论是什么样的战争，粮食都是头等大事，关乎战役成败。同样的，在每个胰腺癌患者与胰腺癌的战斗中，营养治疗也是关乎整个治疗成败的大事，对患者的治疗依从性、疗效、总体生存率等均有影响。

（一）营养不良有哪些危害?

营养不良不仅会损害我们机体组织、器官的生理功能，而且还会影响疾病治疗效果，增加抗肿瘤治疗并发症的发生率，降低病人的生活质量，甚至会显著缩短病人的生存期。一项来自中国抗癌协会的数据表明：约 20% 的肿瘤患者直接死于营养不良，而非死于癌症。另一项来自国际的数据表明：体重损失越大，体重指数（BMI）越低，肿瘤患者的生存期就越短。相反，维持良好的营养状况能够维持胰腺癌患者的体重，提高他们的治疗疗效，减轻疾病或治疗手段带来的痛苦，有利于改善患者身心健康。

（二）营养治疗有哪些重要性?

中国抗癌协会专家呼吁"重视营养一线治疗"，营养治疗发挥着与一线化疗方案类似的效果。一项来自我国北京肿瘤医院的研究显示，联合早期营养治疗方案能够使晚期胃癌病人的生存时间从 11.9 个月延长至 14.8 个月，显著降低 32% 死亡风险，也就是说其效果媲美甚至超越既往靶向、免疫等新型药物治疗效果。可能早期支持改善了患者的营养状态和心理负担，增加了耐受性；同时维持患者的免疫状态，从而促进疗效，延长生存周期。

个体化营养治疗尤其发挥着非常重要的作用。著名的肿瘤学年鉴《Annals of Oncology》2022 年刊登了一篇关于肿瘤营养治疗是否能有效改善临床结局的文章。这是瑞士一项前瞻性、随机对照、多中心试验研究，研究结果显示，个体化营养治疗降低了肿瘤患者的死亡风险，改善了患者的生活质量。全球著名的医学期刊柳叶刀杂志《Lancet》刊登的一篇权威研究也得出了相似结论。个性化营养治疗改善了有营养风险的住院患者的不良结局，延长了患者的生存期。

（三）肿瘤患者为什么容易发生营养不良？

中国抗癌协会指出，肿瘤患者营养不良的因素主要有三大方面：

（1）肿瘤患者普遍存在营养误区，这是最主要的因素。在我国，很多患者存在膳食知识误区，很多患者服用灵芝孢子粉、海参、人参、冬虫夏草以及其他类保健食品等，而不知道如何真正地改善营养。

（2）抗肿瘤治疗所致的不良反应，手术、化疗、放疗等治疗会对人体正常细胞产生损害，比如出现恶心、呕吐、疼痛等症状，导致消耗增加并影响食物的摄入及消化吸收。

（3）肿瘤细胞的代谢有别于正常细胞。肿瘤细胞是增殖很快的细胞，需要摄入比正常细胞更多的营养。肿瘤细胞会分泌一些细胞因子，过度活化人体的饱食中枢，从而引起患者厌食或食欲减退，容易引起营养不良。

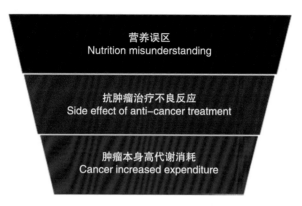

图 4-2-1　肿瘤患者营养不良的因素主要有三大方面

（四）如何快速判断自己是否是营养不良？

以下情况，满足其中之一即为营养不良。

（1）体重指数（BMI）小于 18.5kg/m²。

（2）生病导致的体重下降幅度大于 10%，或 3 个月体重下降幅度大于 5%。

（3）体重下降伴 BMI 下降（低于 70 岁 BMI 小于 20kg/m²，70 岁以上 BMI 小于 22kg/m²）。

● 体重指数 $BMI = \dfrac{体重（千克）}{[身高（米）]^2}$

● BMI 正常范围：18.5-23.9kg/m²

● 体重管理

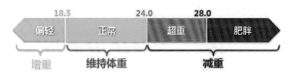

图 4-2-2 BMI 与体重管理

（五）肿瘤患者需要多少能量和蛋白质？

能量和蛋白质是胰腺癌患者最重要的营养供给指标。最权威的医学指南建议胰腺癌患者能量以 25~30kcal /（kg·d）、蛋白质以 1.5~2.0g /（kg·d）摄入。以 165cm、60kg 的男性患者为例，其能量需要量为 1500~1800kcal /d，蛋白质需要量为 90~120g /d。癌细胞主要利用葡萄糖，而对脂肪的利用率较差。因此，很多癌症患者被建议采取高脂肪、高蛋白、低碳水化合物的饮食方案。但是胰腺癌患者较为特殊，疾病本身或手术使得胰腺癌患者对脂肪的消化吸收能力大打折扣，基于"两害相权取其轻"的诊疗思维，我们建议消化吸收功能受损的胰腺癌患者采取低脂肪、高蛋白、适量碳水化合物的饮食模式。

表 4-2-1　常见食材的营养供给指标

食材	重量（g）	蛋白质（g）	能量（kcal）
肉类	50	7	90
水产类	75	7	90
蛋类	60	7	90
奶类	230	7	90
豆类	35	7	90

（六）充足的营养是否会促进癌细胞快速增长？

国内外权威医学学会刊登的医学指南均表明，没有充分的证据显示在人体内充足的营养会促进癌细胞快速增殖，无论是静脉输注的营养液（肠外营养），还是经鼻肠管进入肠道的营养液（肠内营养）或是正常经口摄食方式（膳食营养）。相反，当患者处于营养不足的状态下时，其他健康器官由于缺乏能量和代谢物质，其正常功能难以发挥，甚至因为营养不良导致器官的分解，进而使其功能受到不可逆的损害。因此，胰腺癌患者应积极配合医生进行营养治疗，这是非常有益且非常值得去做的事情。

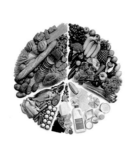　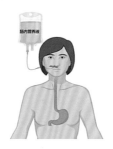　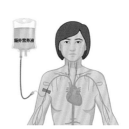

膳食营养　　　　　　肠内营养　　　　　　肠外营养

图 4-2-3　营养不足的补充方式

（七）全程营养管理

肿瘤患者的营养治疗时间应该由住院治疗期间（hospitalization，H）向家居期间（home stay，HS）、宁养期间（hospice，H）延长，建立 H-HS-H 全程营养管理模式，实施终身营养治疗。胰腺癌患者的住院治疗时间是短

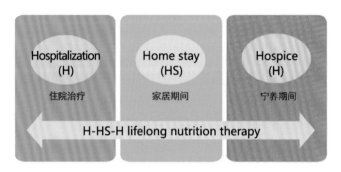

图 4-2-4　全程营养管理：营养支持治疗的新模式

暂的，更多的时间是居家的，而营养问题将伴随胰腺癌患者的一生。所以，要终身关注营养问题，建议胰腺癌患者坚持终身营养管理。

（八）营养治疗与运动锻炼相结合

营养治疗和运动锻炼相结合才能更好地起到理想的效果。营养与锻炼相结合被认为是维持肌肉功能的最优方式，有助于维持患者体重和肌肉量，改善患者的肌肉强度和体能，减少抑郁疲劳，改善生活质量。对于康复期、无病生存期的患者，合理膳食及适当运动锻炼都有助于提高患者的生命质量及生存期。在身体状况允许下，建议有氧运动和阻抗运动相结合。

三、营养治疗的核心原则是什么？有推荐食谱吗？

（一）胰腺癌患者饮食营养核心原则

（1）能量充足，维持稳定体重。

（2）食物多样化、均衡搭配。

（3）选择新鲜深色蔬菜和水果。

（4）增加富含优质蛋白质的食物摄入。

（5）避免酒精及含酒精类饮料摄入。

（6）限制富含精制糖的食物摄入。

（7）注意食物性状和进餐频次。

（二）胰腺癌患者食谱举例（以165cm、60kg男性患者为例）

1. 胰腺癌围放化疗期一日食谱（流质饮食/软食）

表4-3-1　胰腺癌围放化疗期一日食谱（流质饮食/软食）

餐次	食谱内容	食物量（生重）
早	馒头	标准粉50g
	豆腐脑	豆腐脑150g
	鸡蛋	鸡蛋50g
早加餐	苹果泥	苹果200g
中	米饭	大米100g
	清蒸草鱼	草鱼300g
	冬瓜百合	冬瓜100g，虾米5g，百合50g
中加餐	猕猴桃泥	猕猴桃200g
晚	大米饭	大米75g
	西红柿鹌鹑蛋	西红柿200g，鹌鹑蛋60g
	拌豆腐	南豆腐100g
晚加餐	酸奶	酸奶200g

2. 胰腺癌康复期一日食谱

表 4-3-2 胰腺癌康复期一日食谱

餐次	食谱内容	食物量（生重）
早	小米粥	小米 25g
	馒头	面粉 25g
	鸡蛋	鸡蛋 60g
	莴笋炒肉丝	莴笋 100g，肉丝 25g
早加餐	苹果	苹果 100g
	藕粉	藕粉 25g
中	红豆米饭	红豆 25g，大米 50g
	红烧排骨	排骨 140g
	西葫芦炒鸡片	西葫芦 100g，鸡肉 50g
	水煮菠菜	菠菜 100g
中加餐	猕猴桃	猕猴桃 100g
晚	大米饭	大米 75g
	盐水虾	对虾 160g
	西红柿烩豆腐	西红柿 100g，豆腐 50g
	蚝油生菜	生菜 100g
晚加餐	牛奶	牛奶 160g

四、胰腺癌患者常见的营养误区有哪些？
常见症状有哪些饮食建议？

（一）常见的营养误区

误区1：不吃东西能把癌细胞饿死

答：当然不会。我们医学上所说的"饿死癌细胞"，是使用一些抑制癌细胞周围血管新生的药物来切断癌细胞的营养供应，而不是靠不吃东西来"饿死癌细胞"。当机体摄入营养不足时，更凶狠的癌细胞会抢夺营养，使正常的细胞无法发挥其生理功能，最终饿死的是患者本人。另外，目前也还没有任何证据表明吃得营养太丰富会把癌瘤喂大而引起肿瘤复发转移。

误区2：要想补营养，多喝汤就行了

答：错误。很多人认为"营养都在汤里"，肿瘤患者多喝汤就能补充营养，其实汤里的蛋白质仅有肉的1/15，反而脂肪和嘌呤含量比较高。化疗期体内癌细胞被大量破坏产生嘌呤，代谢后形成尿酸，常形成高尿酸血症，加上胰腺癌有消化液分泌障碍，患者对脂肪存在消化障碍，因此不推荐喝荤汤。所以想多补充营养，建议多吃瘦肉，别喝荤汤。

误区3：人家都说癌症要忌口，"发物"不能碰

答：不对。西医并没有"发物"的说法，而中医所讲的"发物"指的是：①某些食物所含的异性蛋白成为过敏源，引起变态反应性疾病复发；②一些刺激性较强的食物，如酒类、葱蒜等辛辣刺激性食品易引起炎症扩散；③某些激素，会促使人体内的某些机能亢进或代谢紊乱。目前没有任何证据证明吃"发物"会引起肿瘤的复发。所以鸡肉、牛羊肉、鱼肉等优质蛋白是鼓励肿瘤患者多吃的。

误区 4：花钱治病可以，但花钱买营养制剂感觉很浪费

答：很片面。买药治病固然重要，但是如果营养跟不上了，也会影响手术、化疗、放疗的疗效，而且可能因为营养太差最后连治疗都上不了。这种为了省小钱后面花大钱的例子在临床上屡见不鲜。

误区 5：补品越贵，营养越好

答：不是。人体需要的是营养素均衡搭配，而不是某一具体的食材或补品。昂贵的补品并不比普通的蛋、奶、鱼、肉等更营养，如果经济条件允许，可以适量吃，但是不用过多追求。可以在专业的临床营养师指导下，根据实际情况，选择合适的食谱或营养制剂。

误区 6：缺营养，就去医院输营养液

答：不可取。输营养液的方式属于肠外营养，而营养吸收最好的部位是胃肠道。经口或胃肠道给予的肠内营养更符合生理需要，保护肠道菌群。人为的输营养液完全不能完美地模仿人体胃肠的吸收功能，而且有可能会增加心肝肾功能的负担。除非出现胃肠功能衰竭、重度呕吐、肠梗阻等无法通过肠道吸收充足营养的情况，否则不考虑肠外营养。

（二）常见症状有哪些饮食建议？

（1）**疲劳和乏力**：多食用富含优质蛋白的食物，如肉、蛋、奶、鱼等，若摄入较少，可补充一些浓缩乳清蛋白质粉、新鲜的蔬菜和水果，摄入不足时，可做成蔬果汁加坚果补充。

（2）**食欲不振**：少食多餐，进食高热量、高蛋白、低脂肪饮食。用餐前适当活动或使用少许开胃、助消化的食物，如山楂、麦芽、萝卜、山药、酸奶等。必要时处方增加食欲的药物，如甲地孕酮。

（3）**口腔溃疡**：可进食少渣半流质或质软食物。避免酸味强的或粗硬生硬食物。必要时可利用吸管吸吮液体食物。吃高蛋白质、高热量、高维生素的食物，可以加速愈合过程。

（4）**恶心、呕吐**：服用沙棘粉，或在食物中加姜汁或喝些陈皮茶、白萝卜、麦芽汤等。呕吐严重时，2 小时内避免进食。为防止脱水，建议经常喝清流质，如肉汤、水、果汁等。

（5）便秘：增加含膳食纤维食物，如蔬菜、水果、薯类等，适当增加水分，如蜂蜜水、绿茶水等。

（6）腹泻：避免食用会加重腹泻的高纤维食物，如坚果、瓜子、全谷物、豆类、生的水果和蔬菜等。避免食用高脂肪食品，如油炸和油腻食物。建议食用含粗纤维少的蔬菜如冬瓜、去皮西红柿、煮熟的生菜、土豆等，并辅以小米粥、蛋黄米汤等食物。喝一些果汁、蔬菜汁以保持电解质平衡。

（7）骨髓抑制：食用高蛋白质和养血补血的食物：如猪肉、牛肉、鸡肉、鱼肉、动物肝脏、黑木耳、黑米、黑芝麻、大枣、花生等；避免喝浓茶。

五、胰腺癌患者如何进行体育锻炼？

俗话说，生命在于运动，相信很多人都喜欢在工作和学习之余去健身房跑步跳操。很多肿瘤患者应该都有这样的经历：亲朋好友对其一举一动异常紧张，在生活中想事事代劳，只让肿瘤患者一味休息静养。其实很多肿瘤患者和家属会存在这样的疑虑：得了癌症之后，到底还能不能运动？接下来我们就聊一聊肿瘤患者如何科学地运动。

（一）肿瘤患者可以进行运动吗？

当然可以！

得了癌症以后，虽然身体比以前弱了，但是一味静养，不运动，可能反而会削弱患者的体质。研究显示规律性的体育运动能够帮助患者获得更好的治疗效果和更长的生存期。保持运动的肿瘤患者比不运动的肿瘤患者，死亡风险减小超过 1/3。

（二）肿瘤患者运动有哪些益处？

运动的益处很多。医学研究早已证实运动可以促进身体健康，提高生活质量，改善心理状态。事实上，运动也早已成为了预防癌症的一种措施。许多研究显示，运动对癌症患者同样很有帮助。运动不仅可以降低癌症的复发风险，改善癌症患者的预后，还可以提高其总体的生活质量。所以我们鼓励癌症患者进行有规律、有计划的运动，有以下好处：

（1）**增强免疫力**：运动锻炼可以提升肿瘤患者的免疫功能，实现患者自身代谢产物的合理清除，而且也可以通过补体系统进行免疫反应的调整。这种调整的形成对肿瘤的发生及发展会起到控制作用。

（2）**减少疲劳**：肿瘤所导致的疲乏感常常是患者的主观感受。它并不会因为患者自行采取如休息、小憩、晚上较早睡觉和减少活动等措施而减轻。对于恢复期的患者来说，增加有氧运动锻炼反而可以减少疲劳感。

（3）携氧量增加：一个运动状态下的人相比平静时吸入氧多出几倍甚至几十倍，所以适当的运动可以帮助癌症患者提高携氧量，进而延长患者生存期。

（4）改善心理状态：运动是对抗抑郁的一味良药，所以肿瘤患者可以通过运动缓解精神方面问题。中等强度运动的调节模式可以有效改善患者的心理，使患者焦虑、睡眠不足的状态得到有效改善。

（三）胰腺癌患者如何进行体育锻炼？

对于胰腺癌患者来说，无论是在治疗期间还是治疗后，进行如瑜伽、太极等体育锻炼都有助于减少睡眠问题，提高患者的主观睡眠质量。研究表明，每次90分钟、每周3次、为期12周的八段锦锻炼可以改善肿瘤患者的生活质量和睡眠质量；为期2周的有氧运动结合阻抗运动可提升久坐肿瘤患者的心肺功能、神经肌肉活性及生活质量。

世界卫生组织最近发布的指南建议癌症患者适当参加有氧运动和阻抗运动。目标是每周至少150分钟的有氧运动和每周至少2天的阻抗运动（表4-5-1）。对于老年人最好每天达到累计至少30分钟的中等强度（达最大心率的55%~70%）有氧运动，包括步行、骑自行车、跳舞、游泳和园艺等活动。运动时可以循序渐进，逐渐增加强度，可以一次性完成也可以分次运动。

需要注意的是，肿瘤患者的体能锻炼，必须讲究适度，讲究循序渐进，把"动"变成一种享受，而不是一种任务，不需要每天花长时间来应付，只要锻炼完后自己觉得身心放松就好。患者应根据自己的能力进行身体活动，运动过程中应循序渐进，从进行少量的身体活动开始，逐渐增加频率、强度和持续时间。此外需要注意，任何锻炼都不能代替治疗。

总而言之，运动对于胰腺癌患者是有益处的，适度的运动也是安全的，因此，参加适当的体育锻炼也是提高胰腺癌患者生活质量的有效方法。

表 4-5-1　胰腺癌患者适合的运动类型和强度

运动类型	强度	举例	建议时间及频率
有氧运动	轻度	休闲散步、自我护理	即使在艰难的治疗期间，也要尽可能地保持轻度有氧运动
	中等强度	快走、跳交际舞、骑自行车	每周最少 150 分钟（相当于每周 5 次，每次 30 分钟）的中度有氧运动
	高强度	竞走、打网球、快速游泳	每周最少 60 分钟（相当于每周 3 次，每次 20 分钟）的高强度有氧运动
			也可以中等强度运动和高强度运动搭配进行（例如，快走每周 3 次，慢跑每周 2 次）
阻抗运动	足以保持肌肉力量和耐力	负重健美操、负重训练、爬楼梯	每周 2 天或 2 天以上的阻抗运动，如每组重复做 8~12 次，做 8~10 组（可以一天内分次完成）

六、抗癌路上患者如何调整心理状态?

　　肿瘤是严重威胁人类健康的重要疾病，很多人"谈瘤色变"，认为一旦得了肿瘤就等于被宣判了"死刑"，这种心理非常正常，也可以理解。除了引起身体疼痛、疲乏无力等不适反应外，肿瘤还会引起患者的心理、行为以及人际关系等方面的改变。由于文化背景、心理承受能力、疾病严重程度等方面的差异，肿瘤患者会产生不同的心理反应，大多数患者都会经历怀疑、否认、恐惧、焦虑、抑郁、认可和治疗等心理变化过程。

　　心理因素不仅与肿瘤的发生相关，同时也影响着肿瘤的治疗及康复效果。恐惧、愤怒、悲痛等负面情绪可能会使患者抗拒治疗，延误最佳的治疗时机，使治疗效果大打折扣；而有些患者则可以保持乐观、积极的态度，具有强烈的与疾病斗争的意志，积极配合医师进行治疗，往往能够获得更好的治疗效果。由此可见，肿瘤患者的心理问题是把"双刃剑"，如何将这把"双刃剑"的有利一面发挥出来至关重要。当然，不是所有的患者在患病初始就能树立一种良好的应对疾病的情绪，绝大多数患者都要经历一段调整的过程。在情绪调整的过程中，既需要医护人员的心理疏导，也需要患者亲属的鼓励与支持，同时，患者本人的自我调节也必不可少。

　　在最初发现患有肿瘤疾病时，病人常常难以相信，认为自己平时身体很好，不会得肿瘤，拒绝承认已有的检查报告，怀疑医生的诊断结果，并想通过做更多的检查、看不同的医生，来证明自己没有患病。针对此类病人，医护及亲属应给予充分地理解与照顾，并注意保护患者，采取谨慎、合理的沟通方式，选择合适的谈话时机与患者沟通病情。而患者自己要对肿瘤有正确的认识，改变对肿瘤的既往看法和陈旧观念，了解到当今社会，医疗水平已经有了长足的进步，针对肿瘤的治疗也不再是束手无策，现在已经出现了更多样、更新颖、更有效的治疗手段，部分肿瘤患者通过手术、化疗、放疗等治疗手段可以达到完全治愈，从而恢复正常的工作、生活。

在疾病治疗过程中，多数患者会出现疼痛、乏力、失眠等不适症状，在这一阶段，患者更应该及时与亲属及医护人员沟通，让他们知道自己哪里不舒服，无需刻意压抑自己的负面情绪，以免因这些身体上的痛苦引起对自身病情的猜疑，甚至误判了所患疾病的严重程度，误认为治疗没有效果、肿瘤还在迅速变化。患者只有大胆说出自己的内心感受，他人才能在最大程度上帮助自己，而通过医护人员的对症治疗，许多症状都可以得到及时、有效地缓解。

随着治疗的进行，部分患者会出现恶心、呕吐、食欲下降等不良反应，同时由于生病后体力下降等原因，身体难以承受高强度的工作，失去了工作的能力，加之治疗过程的反反复复、花费较高，多数患者会认为自己是家庭的累赘，产生了自责、自卑的情绪，但表面上又装作积极乐观，导致矛盾心理的出现。此时的家庭支持就显得尤为重要。家属需要营造和谐的家庭环境，多陪伴在患者身边，帮助患者放松心情，打消患者认为自己是累赘的想法，让他知道家人是最坚实的后盾，感受到所处环境的温暖，增强患者的安全感和康复信心。

总之，在肿瘤患者的整个诊疗过程中，一方面，医护人员和患者亲属需要充分重视患者的情绪波动及心理健康，进行及时、有效、准确的心理干预；另一方面，患者本人也应该正确认识肿瘤，缓解自己的不良情绪，树立良好的心理状态，增强战胜疾病的信心，保持积极、向上、乐观的生活态度，通过大家共同的努力，才能实现改善生活质量、提高治疗效果的最终目的。

七、胰腺癌患者出院后如何配合随访？

对于胰腺癌术后的患者，无论后续有无接受化疗，只要没有复发转移的征象，即可按照根治术后的随访形式进行随访。具体如下：

① 术后第 1 年内，在术后 1 个月及以后的每 3 个月随访 1 次。

② 术后第 2~3 年，每 3~6 个月随访 1 次。

③ 术后第 4~5 年，每 6 个月随访 1 次。

④ 手术满 5 年后仍无复发转移的每年随访 1 次。

随访主要内容：①体格检查；②血常规、肝肾功能；③血清 CA19-9、CEA、CA125 等肿瘤标记物；④胸腹部增强 CT 或增强 MRI；⑤必要时做骨 ECT 或者头颅增强 MRI（出现临床症状时或者其他检查提示可能有这些部位转移时）；⑥临床怀疑复发，但常规影像学检测阴性时可选择复查 PET-CT。

随访中需要注意的问题：

（1）注意血清肿瘤标记物的变化：术前异常升高的 CA19-9 等肿瘤标记物通常会在术后降至正常或接近正常。如果在随访中肿瘤标记物出现明显上升的趋势，则需要高度警惕复发的风险。

（2）留意术后胰腺功能的变化：胰腺切除术后的患者经常会出现胰腺内、外分泌功能的异常。如血糖升高提示内分泌功能受损，需要口服降糖药或者注射胰岛素。术后出现腹泻、腹胀、排气臭又多的现象，提示外分泌功能受损，要补充胰酶等消化酶。个别腹泻严重的患者需要服用蒙脱石散、黄连素、易蒙停等。长期腹泻的患者还需要口服双歧杆菌、多喝酸奶等调节肠道菌群，饮食上注意避免喝荤汤等含脂肪多的食物，以免加重消化不良的症状。

对于未行手术或者术后复发的胰腺癌患者，在接受了 6~8 个周期大约半年时间的化疗后，一般会选择继续接受维持治疗或者进入随访。即使完成了全部疗程的化疗，病情稳定的，也不能放松随访工作。因为肿瘤有再次进展的风险，定期随访可以及早发现复发的迹象，以便及时治疗和干预，最大限度地延长患者的生存期。晚期胰腺癌患者一般每 2 ~ 3 个月随访 1 次，随访内容包括体格检查、血清肿瘤标记物检测、胸腹部增强 CT 或者 MRI 等。

随访间歇期患者有任何不适症状均需及时到医院进行相应的检查和治疗，以免延误病情。

附 录

附录一　胰腺癌目前科学的综合治疗模式
（南京鼓楼医院典型案例）

案例 1　一例胰腺癌患者经免疫联合同步放化疗后手术，达到病理完全缓解

【引言】

胰腺癌常常因为起病隐匿且进展快而导致大多数患者在确诊时已属于局部晚期或有远处转移而丧失手术机会，即使是可手术的患者也有 50% 左右的人会在术后 1 年出现复发转移。因此目前越来越多的证据支持有高危因素的可切除胰腺癌患者行新辅助治疗，对于交界可切除和局部晚期的胰腺癌患者主张行新辅助 / 转化治疗后再手术。

【基本病史】

患者，男，62 岁。2021 年 9 月 10 日因"间断上腹部疼痛伴腹胀 2 个月"就诊。

【诊断过程】

血清肿瘤标记物：CA19-9：3958U/mL，CA125：50.3U/mL ↑，CT 示胰头占位伴周围脂肪间隙模糊，考虑胰腺癌，病灶侵犯肠系膜上静脉。PET-CT 示胰头钩突区软组织团块伴周围散在稍大淋巴结［大小约 4.1cm×3.6cm，最大 SUV 为 18.2（SUV 值为肿瘤摄取示踪剂的能力，判断肿瘤恶性程度的指标），与邻近的十二指肠降部分界不清］，葡萄糖代谢显著增高，考虑胰腺钩突癌伴周围淋巴结及邻近十二指肠受累可能大。后在消化科行 EUS-FNA 穿刺，病理示查见胰腺癌。遂明确诊断为胰腺癌（钩突部，交界可切除）。经胰腺肿瘤多学科 MDT 团队讨论后建议先至肿瘤科行新辅助治疗。

【治疗经过】

患者于 2021 年 9 月 23 日至 2022 年 1 月 8 日在肿瘤科行 AG 方案（白

蛋白紫杉醇＋吉西他滨）化疗联合替雷利珠单抗治疗 4 个周期。期间于 2021 年 11 月 15 日至 2021 年 11 月 26 日行胰腺病灶大分隔同步调强放射治疗，具体剂量为：PGTV：5Gy×10f，PTV：3Gy×10f。具体治疗流程如下（图案例 1-1）。治疗期间每两周期复查 CT，2 个周期及 4 个周期后病灶持续显著缩小，疗效评估均为部分缓解（PR），治疗后 CA199 降至 51.4U/mL，4 个周期后复查 PET-CT 示病灶缩小至 2.3 cm×1.5cm，最大 SUV 为 4.8，周围淋巴结代谢恢复正常（图案例 1-2，1-3）。

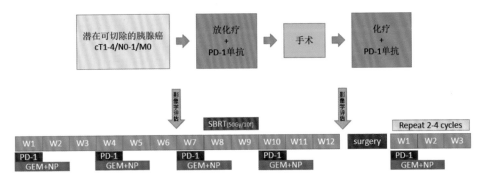

图案例 1-1　治疗流程示意图

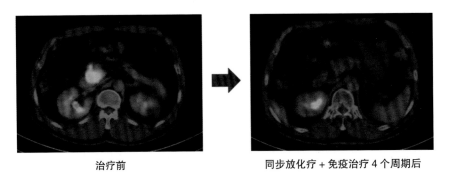

治疗前　　　　　　　　　　同步放化疗＋免疫治疗 4 个周期后

图案例 1-2　治疗前后病灶 PET-CT 变化
治疗后病灶缩小，代谢减低（治疗前 SUVmax18.2 VS 治疗后 SUVmax4.8）

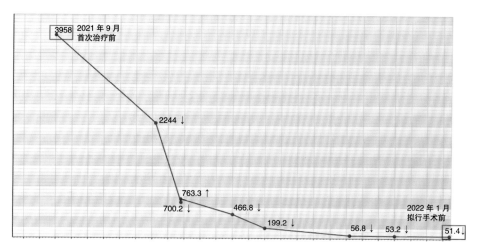

图案例 1-3　患者治疗期间 CA19-9 变化趋势

于 2022 年 2 月 15 日在我院胆胰外科行胰十二指肠切除（PPPD）＋肠系膜上静脉切除、人工血管重建＋区域淋巴结廓清＋腹腔淋巴结活检＋胰周神经切除术。

术后病理示胰腺钩突处切面呈灰白色疤痕状，范围 2.8cm×2.5cm×2cm，符合胰腺导管腺癌伴重度治疗反应（病理完全缓解 pCR，图案例 1-4）。7 张瘤床切片中均未见明确癌组织（即残留的癌组织占瘤床的 0%）。胰腺癌治疗反应病理评分 Evans 分级：IV 级；CAP 评分：0 分；MD anderson 分级：0 级。标本各切缘均未见癌组织累及。周围淋巴结 16 枚均未见癌转移。病理分期：0 期（ypT0，ypN0，cM0）。

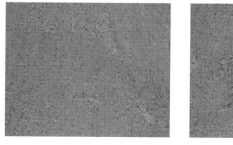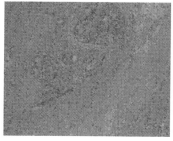

图案例 1-4　术后病理照片显示瘤床内未见残留癌细胞

【讨论】

近年来，免疫检查点抑制剂在实体瘤中的治疗作用逐渐成为研发热点，在肺癌、食管癌、头颈部肿瘤等的治疗中均显示出了喜人的效果，但是免疫单药在胰腺癌中的治疗效果欠佳。胰腺癌一般被称作"冷肿瘤"，主要是因其肿瘤微环境差，免疫活性细胞难以发挥作用。

近3年，我院率先开展了局部晚期胃癌的同步放化疗联合免疫检查点抑制剂的整合治疗新模式，发现病理完全缓解率高达43%。受此鼓舞，我们于2020年起开展了一项同步放化疗联合免疫检查点抑制剂治疗潜在可切除胰腺癌的转化治疗研究，旨在通过化疗、放疗促进免疫治疗的作用，提高潜在可切除胰腺癌患者的客观缓解率和手术R0切除率，延长患者的生存期。目前该研究已入组25例患者，疾病控制率达到100%，其中10例患者转化治疗后行手术切除，9例达到了R0切除，2例患者达到病理完全缓解（pCR）。

胰腺癌属于放疗中度敏感的肿瘤，常规放疗的剂量通常受到十二指肠、小肠、胃、肝脏等正常器官耐受量的限制，无法对肿瘤予以有效控制。然而更高剂量的常规放疗可能对肿瘤周围的正常脏器造成严重的放射性损伤。既往研究发现，胰腺肿瘤放疗的生物有效剂量越高，肿瘤的局部控制率就越好。大分隔同步调强放疗是在三维适形放疗技术上发展起来的，除了完全具备适形放疗的优点外，还可实现照射野内的剂量强度调节，提高肿瘤部位单次照射剂量的同时尽量保护周围的正常组织和器官，比常规剂量的放疗对于局部晚期胰腺癌的效果更佳。因此，我们采用了HR-SIB技术进行了大分隔同步调强放疗，在有效保护周围正常组织的前提下尽量提高肿瘤部位的照射剂量，再联合免疫治疗和化疗协同抗肿瘤，提高了局部治疗效果，而且术前的放化疗并没有增加手术风险和术后的并发症。

近年来，病理学评估转化治疗后的病理缓解程度，［包括完全病理缓解（pCR）和显著病理缓解（MPR）］越来越受到重视。pCR定义为在原发性肿瘤或清扫的淋巴结中没有残留的活性肿瘤细胞。多项研究显示，乳腺癌患者新辅助化疗后的pCR可预测其生存期。pCR也已获得FDA和

EMA 批准，可作为乳腺癌新辅助治疗研究的生存期的替代终点。CA209-8Y9 研究将病理缓解作为 NSCLC 新辅助治疗的早期终点，其研究结果显示，与未达到 pCR 的患者相比，获得 pCR 的患者死亡风险降低 50%，显示病理缓解和生存终点具有强相关性。本文病例经过四个周期的放化疗联合替雷利珠单抗的新辅助治疗后成功行手术切除，术后病理示 pCR。因此可以预期，该患者的 pCR 将为其带来更长的生存获益。

案例 2 晚期转移性胰腺癌，TMB-H，三线治疗采用免疫整合模式获得完全缓解，无进展生存期已超过 2 年

患者，男，63 岁

诊断：胰腺癌术后复发 IV 期（腹腔、腹膜后淋巴结）

【曾经治疗经过】

● 2018 年 5 月 22 日因"上腹部隐痛 2 个月，查腹部 CT 见胰头钩突处占位"至我院外科行胰十二指肠切除术（包括受侵段肠系膜上静脉切除）+ 肠系膜上静脉重建，术后病理示：胰腺腺癌，中 - 低分化。肿块大小 3cm × 2.5cm × 1.8cm。癌组织穿透胆管壁、并累及胰腺周围脂肪组织和十二指肠壁浆膜层，侵及肠系膜上血管。脉管内见癌栓，神经见癌组织侵犯。癌组织紧靠标本钩突，标本胆总管切缘、胰腺断端切缘、胃切缘及小肠切缘均未见癌残留。查见胰周淋巴结 11 枚、肠周淋巴结 2 枚、胃周淋巴结 3 枚均未见癌组织转移。临床分期为 PT4N0M0 III 期。术后恢复良好。

● 2018 年 8 月至 2018 年 12 月，患者在我科行吉西他滨 + 替吉奥 3 周方案化疗 6 个周期，期间出现 I 度皮疹和 III 度骨髓抑制，对症治疗后好转。2019 年 1 月复查 CT 未见复发转移，遂予口服替吉奥化疗 2 个周期。

● 2019 年 3 月，患者无明显诱因下出现上腹部隐痛，复查 CT 见腹膜后多发肿大淋巴结，较前片增大。PET/CT 提示腹腔及腹膜后多发大小不等结节、团块影，葡萄糖代谢显著增高，最大 SUV 为 5.8；腹膜（大网膜和肠系膜）小结节，葡萄糖代谢增高。血清 CA125 增高至 104.6U/mL。

2019 年 4 月至 2020 年 1 月，行白蛋白结合型紫杉醇 + 奥沙利铂双周方案化疗 7 个周期，并于 2019 年 8 月同步行腹膜后肿大淋巴结区域放疗：PGTV 50Gy×10f，PTV 30Gy×10f。放化疗期间无明显不良反应。期间多次复查 CT 疗效评价均为 SD。血清 CA125 逐渐下降至 36.5U/mL。

● 2020 年 2 月底复查 CT，提示腹腔肝胃间隙内软组织病灶较前增大（图案例 2-2A），最大径约 42.33mm，腹膜后病灶（原放疗区域）稳定，血清肿瘤标记物 CA125 再次增高至 149.1U/mL。2020 年 2 月 26 日行彩超引导下腹腔内肝胃间隙占位穿刺活检术，病理证实为胰腺癌转移（图案例 2-3A）。行肿瘤组织 NGS 二代测序示：肿瘤突变负荷为 13Muts/Mb，属于 TMB-H；微卫星稳定（MSS），无错配修复缺陷；PD-L1（22C3）蛋白表达：CPS 阴性。

【我们的免疫治疗整合模式】

2020 年 2 月底开始原位疫苗模式治疗：皮下注射免疫佐剂预激活 + 腹腔转移病灶大分隔免疫增敏放疗 + 瘤内注射免疫佐剂 + 静脉滴注抗 PD-1 单抗。

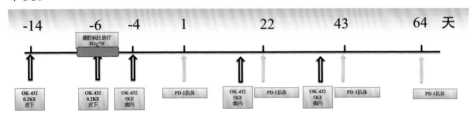

图案例 2-1　原位疫苗模式治疗示意图

治疗 1 个周期后再次行腹腔病灶活检示肿瘤退变坏死超过 90%（案例 2-3B）。治疗 2 个周期后复查 CT 示病灶缩小达 PR（图案例 2-2B），治疗 3 个周期后达 CR（图案例 2-2C）。血清 CA125 逐渐降至正常范围。

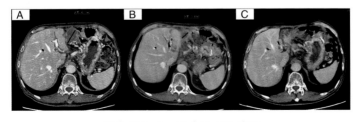

图案例 2-2　治疗后 CT 对比

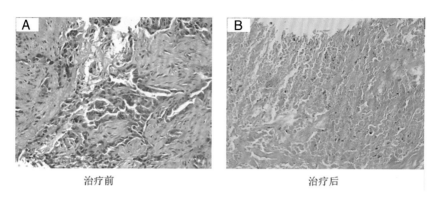

治疗前　　　　　　　　　　　　　治疗后

图案例 2-3　治疗前后病理对比

后续仅予静脉抗 PD-1 单抗维持治疗，至今血清 CA125 持续稳定在正常范围，多次复查 CT 示病情稳定无复发转移，无进展生存时间已 2 年余。

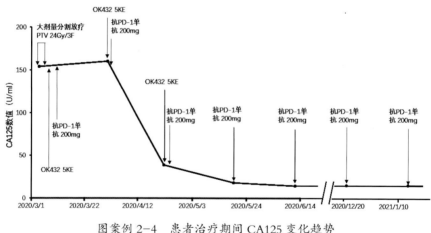

图案例 2-4　患者治疗期间 CA125 变化趋势

案例 3　晚期转移性胰腺癌，多线治疗后进展，免疫整合治疗后获得缓解

患者，女，66 岁

诊断：胰腺癌术后复发 Ⅳ 期（肝、腹膜后淋巴结）

【曾经治疗经过】

● 2018 年 12 月在外院行胰体尾癌根治术，病理示胰腺导管腺癌，大小 5.0cm×3.0cm×2.2cm，有神经侵犯，切缘（－），胰周淋巴结未见肿瘤

转移（0/5）。肿瘤组织 NGS 检测出 ATM 错义突变。

● 2019 年 1 月至 2019 年 6 月至我院行吉西他滨 + 奥沙利铂术后辅助化疗 6 个周期。

● 2019 年 9 月至 2019 年 10 月，因腹膜后淋巴结转移至我院行 TOMO 放疗，处方剂量：PGTV 2.5Gy×20f，PTV 2Gy×20f（一程），PGTV 3Gy×5f，PTV 2Gy×5f（二程），同步白蛋白紫杉醇化疗，后因骨髓抑制严重停药。

● 2019 年 12 月至 2020 年 5 月口服替吉奥化疗。

● 2020 年 7 月因血清 CA19-9 持续升高，至外院行腹腔干左侧肿大淋巴结放射性碘粒子植入术。

● 2020 年 9 月出现肝转移，至外院行肝区放射性碘离子植入术。

● 2020 年 11 月血清 CA19-9 仍然持续增高，查 CT 示肝内新发病灶。

【 我们的免疫整合治疗模式 】

2020 年 11 月开始进行个体化新抗原纳米疫苗联合 PD-1 单抗及免疫佐剂等免疫整合治疗，治疗后不到一个月血清 CA19-9 由 1197U/mL 降至 790U/mL，后行肝内转移灶的免疫增敏放疗，CA19-9 持续下降，最低至 156U/mL。复查 MR 示肝内转移灶缩小达 PR。治疗期间无明显不良反应。

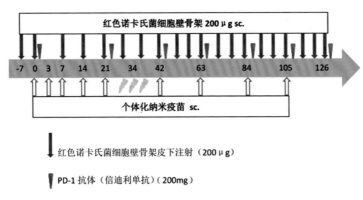

图案例 3-1　个体化新抗原纳米疫苗为主的免疫整合治疗方案

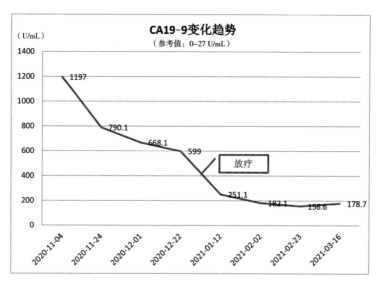

图案例 3-2 患者治疗期间 CA19-9 变化趋势

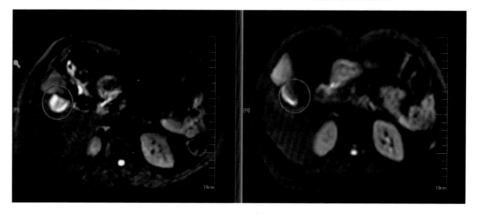

注：治疗后肝内转移病灶显著缩小

图案例 3-3 免疫整合治疗前后病灶变化

【讨论】

该患者系胰腺癌术后复发转移，常规化疗及放射性粒子植入治疗后仍进展，已经没有公认的治疗方案。精准免疫治疗是医学上迄今最受瞩目、最令人期待的肿瘤治疗领域，然而 PD-1 抗体单独应用在胰腺癌治疗上没有获得理想的效果。

我们分析免疫治疗的本质，通过个体化设计，可以制订更加科学的免疫整合治疗方案：

（1）经过高通量基因测序和生信分析，筛选出病人自己的新抗原群，制备成纳米形式的新抗原疫苗，皮下多点多批次的注射接种，可以诱导出一定比例的针对肿瘤抗原群特异性的淋巴细胞群；然而单独如此治疗仍显力度不够，需要后续治疗组合的助力。

（2）PD-1 抗体规范性地注射，可以部分地解除抑制淋巴细胞活性的因素，有助于抗肿瘤免疫效应的发挥。在国外，来自美国哈佛肿瘤免疫治疗团队最新发表在 2020 年 Cell 杂志上的临床研究也清晰提示，新抗原疫苗联合 PD-1 抗体是相得益彰的最佳组合。

（3）细菌提取物的免疫促进作用不可小觑。细菌提取物可以对部分病人产生非常显著的免疫反应，皮下注射可以出现局部红肿疼痛等显著的免疫反应，说明其能够动员大量免疫相关细胞参与发挥机体的免疫防卫功能。

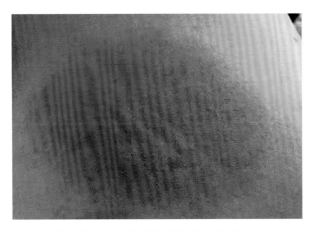

图案例 3-4　注射免疫佐剂后出现红斑

本病例就是将上述三种免疫治疗方式有机地整合起来。结果令人兴奋：①副作用仅见到皮下注射部位红肿，其实这也是我们期待出现免疫反应的体现；②疗效：血清 CA19-9 在一个月内出现了久违的迅速下降！

胰腺癌普遍被认为是免疫治疗不敏感的瘤种，对于非 dMMR/MSI-H 或者非 TMB-H 的患者单用 PD-1 单抗免疫治疗往往无效，但该患者在常规化疗、放疗及粒子植入治疗均失败后采用了个体化新抗原纳米疫苗联合 PD-1 单抗及免疫佐剂的治疗模式后获得了缓解。

同样一种肿瘤，每个病人的表现形式不尽相同，治疗模式也不宜千篇一律。对上述介绍的病人，在获得显著免疫疗效的基础上，我们针对肝转移病灶又开始加上了大分隔放疗，令其通过释放肿瘤抗原和改变免疫微环境，进一步助力已经被活化的自体抗肿瘤免疫体系。

最后提个醒，免疫治疗尽早应用是肿瘤学术界的共识，不宜等到身体免疫系统被肿瘤或化疗几近摧毁的时候再用，那样是难以有效果的。免疫治疗不宜被当成最后的一根救命稻草。

附录二 本书英文缩写索引

英文缩写	英文全称	中文名称
^{18}F-FDG	^{18}F-deoxyglucose	氟代脱氧葡萄糖
5-FU	5-Fluorouracil	5-氟尿嘧啶
AJCC	American Joint Committee on Cancer	美国癌症联合委员会
APC	antigen-presenting cell	抗原递呈细胞
BMI	body mass index	正常体重指数
CAR	chimeric antigen receptor	嵌合抗原受体
CEA	carcinoembryonic antigen	癌胚抗原
CIK	cytokine-induced killer cell	细胞因子诱导的杀伤细胞
CSCO	Chinese Society of Clinical Oncology	中国临床肿瘤学会
CR	complete response	完全缓解
CT	computed tomography	电子计算机断层扫描
CTLA-4	cytotoxic T-lymphocyte-associated protein 4	细胞毒性T淋巴细胞相关蛋白4
DC	dendritic cell	树突状细胞
dMMR	deficient mismatch repair	错配修复缺陷
DWI	diffusion weighted imaging	弥散加权成像
ENBD	endoscopic nasobiliary drainage	内镜下鼻胆管引流术
ERCP	endoscopic retrograde cholangiopancreatography	经内镜逆行胰胆管造影
EUS	endoscopic ultrasonography	超声内镜
EUS-FNA	endoscopic ultrasound-guided fine needle aspiration	超声内镜引导下细针穿刺技术
HER-2	human epidermal growthfactor receptor 2	人表皮生长因子受体2
ICIs	Immune check point Inhibitors	免疫检查点抑制剂
IFN	interferon	干扰素
IL-11	interleukin-11	白介素-11
IL-2	interleukin-2	白介素-2
IMRT	intensity modulated radiotherapy	调强放疗
INR	international normalized ratio	凝血酶原时间国际标准化比值
IPMN	intraductal papillary mucinous tumor	胰腺导管内乳头状黏液性肿瘤
irAEs	immune-related adverse events	免疫相关不良反应
KPS	karnofsky performance status	功能状态评分
MCN	mucinous cystadenoma	黏液性囊腺瘤
MDT	multidisciplinary team	多学科团队
MHC	major histocompatibility complex	主要组织相容性复合体
MRCP	magnetic resonance cholangiopancreatography	磁共振胰胆管水成像
MRI	magnetic resonance imaging	磁共振成像

英文缩写	英文全称	中文名称
MSI	microsatellite instable	微卫星不稳定性
MSI-H	microsatellite instable high	高度微卫星不稳定
MSI-L	microsatellite instable lower	低度微卫星不稳定
MSS	microsatellite stable	微卫星稳定
NCCN	National Comprehensive Cancer Network	美国国立综合癌症网络
NGS	next generation sequencing	下一代测序
NK	natural killer	自然杀伤细胞
NTRK	neuro trophin receptor kinase	神经营养因子受体酪氨酸激酶
ORR	objective response rate	客观缓解率
OS	overall survival	总生存期
PARP	poly ADP-ribose polymerase	多聚 ADP 核糖多聚酶
PD	progressive disease	疾病进度
PET-CT	positron emission computed tomography	正电子发射计算机断层显像
PFS	progression-free survival	无进展生存期
PGTV	planning gross tumor volume	计划肿瘤区
pNEC	pancreatic neuroendocrine carcinomam	胰腺神经内分泌癌
pNEN	pancreatic neuroendocrine neoplasms	胰腺神经内分泌瘤
pNET	pancreatic neuroendocrine tumor	胰腺神经内分泌肿瘤
PPPD	pylorus-preserving pancreaticoduo denectomy	保留幽门的胰十二指肠切除术
PR	partial response	部分缓解
PTCD	percutaneous transhepatic cholangial drainage	经皮肝穿刺胆道引流术
PTV	planning target volume	计划靶区
RAMPS	radical antegrade modular pancreatosplenectomy	胰体尾癌根治术
SBRT	stereotactic body radiotherapy	立体定向放射治疗
SCN	serous cystadenoma	浆液性囊腺瘤
SD	stable disease	病情稳定
SPN	solid pseudopapillary neoplasm of the pancreas	胰腺实性假乳头状瘤
SUV	standard uptake value	标准摄取值
TCR	T cell receptor	T 细胞受体
TIL	tumor-infiltrating lymphocytes	肿瘤浸润淋巴细胞
TMB	tumor mutational burden	肿瘤突变符合
TMB-H	tumor mutation burden high	高肿瘤突变负荷
TNF	tumor necrosis factor	肿瘤坏死因子
TP	total pancreatectomy	全胰腺切除术
TPO	thrombopoietin	重组人血小板生成素
TPO-R	thrombopoietin receptor agonists	促血小板生成素受体激动剂
UICC	Union for International Cancer Control	国际抗癌联盟
WHO	World Health Organization	世界卫生组织

图书在版编目（CIP）数据

答"胰"解惑：专家谈胰腺癌那些事 / 杜娟，刘宝瑞主编. -- 南京：江苏凤凰科学技术出版社，2023.1
ISBN 978-7-5713-3041-5

Ⅰ.①答… Ⅱ.①杜… ②刘… Ⅲ.①胰腺癌－诊疗－教材 Ⅳ.①R735.9

中国版本图书馆CIP数据核字（2022）第129552号

答"胰"解惑：专家谈胰腺癌那些事

主　　编	杜　娟　刘宝瑞	
责 任 编 辑	刘玉锋	
责 任 校 对	仲　敏	
责 任 监 制	刘　钧	

出 版 发 行	江苏凤凰科学技术出版社
出版社地址	南京市湖南路 1 号 A 楼，邮编：210009
出版社网址	http://www.pspress.cn
制　　版	南京新华丰制版有限公司
印　　刷	盐城志坤印刷有限公司

开　　本	710mm×1 000mm 1/16
印　　张	11.25
字　　数	200 000
版　　次	2023年1月第1版
印　　次	2023年1月第1次印刷

标 准 书 号	ISBN 978-7-5713-3041-5
定　　价	59.80元

图书如有印装质量问题，可随时向我社印务部调换。